科学出版社"十四五"普通高等教育本科规划教材配套用书

免疫学基础与病原生物学实验教程
（第二版）

卢芳国　毕　静　主编

科学出版社
北　京

内 容 简 介

本书共四篇。第一篇为医学免疫学实验技术，包括体液免疫功能检测实验、细胞免疫功能检测实验；第二篇为医学微生物学实验技术，介绍细菌、支原体、衣原体、螺旋体、真菌和病毒的形态结构、培养、致病性与免疫性等方面的检测方法和相应疾病的诊断操作技术；第三篇为中药微生物学检查技术与抗菌作用的检测，介绍注射剂、口服药物、外用药物的微生物学检测，以及中药体外抗菌作用的定性与定量检测技术；第四篇为医学寄生虫学实验技术，介绍原虫、线虫、吸虫和绦虫的形态结构、致病性与免疫性的检测方法和相应疾病的实验诊断技术。本书介绍经典实验技术的同时，对近年科学研究和临床检验中所应用的一些新方法、新技术也做了介绍，并根据课程内容特点，安排一些综合性实验和设计性实验，供有条件的学校选用。

本书适用于全国高等医药院校中医、中西医结合、针灸推拿、护理、骨伤、医学检验、中药、药学、药物制剂等专业的教学，也可供临床检验和相关学科科研工作者参考。

图书在版编目（CIP）数据

免疫学基础与病原生物学实验教程/卢芳国，毕静主编. —2版. —北京：科学出版社，2020.11

ISBN 978-7-03-066318-4

Ⅰ.①免… Ⅱ.①卢… ②毕… Ⅲ.①免疫学－实验－高等学校－教材②病原微生物－实验－高等学校－教材 Ⅳ.①R392-33②R37-33

中国版本图书馆 CIP 数据核字（2020）第 195626 号

责任编辑：邵　娜/责任校对：高　嵘
责任印制：赵　博/封面设计：达　美

科 学 出 版 社 出版
北京东黄城根北街 16 号
邮政编码：100717
http://www.sciencep.com

天津市新科印刷有限公司印刷
科学出版社发行　各地新华书店经销

*

2020 年 11 月第　二　版　开本：787×1092　1/16
2025 年 1 月第五次印刷　印张：8 3/4
字数：207 000
定价：36.00 元
（如有印装质量问题，我社负责调换）

《免疫学基础与病原生物学实验教程》（第二版）
编 委 会

主　编　卢芳国（湖南中医药大学）　　　　　毕　静（湖北中医药大学）

副主编　汤冬生（安徽医科大学临床医学院）　张志刚（湖北中医药大学）

　　　　陈伶利（湖南中医药大学）　　　　　王　平（贵州中医药大学）

　　　　韩晓伟（辽宁中医药大学）

编　委（以姓氏笔画为序）

　　　　马志红（河北中医学院）　　　　　　王　平（贵州中医药大学）

　　　　王志刚（湖北中医药大学）　　　　　王晓红（吉首大学）

　　　　卢芳国（湖南中医药大学）　　　　　叶　树（安徽中医药大学）

　　　　刘文洪（浙江中医药大学）　　　　　汤冬生（安徽医科大学临床医学院）

　　　　毕　静（湖北中医药大学）　　　　　张志刚（湖北中医药大学）

　　　　张学敏（福建中医药大学）　　　　　陈山泉（香港中文大学（深圳））

　　　　陈伶利（湖南中医药大学）　　　　　陈纯静（长沙医学院）

　　　　屈泽强（广西中医药大学）　　　　　胡　珏（湖南中医药大学）

　　　　龚宗跃（湖南中医药高等专科学校）　韩　洁（贵州中医药大学）

　　　　韩晓伟（辽宁中医药大学）　　　　　雷　萍（辽宁中医药大学）

　　　　廖宜威（安徽医科大学临床医学院）

前　言

　　根据教育部关于教材建设与改革精神，2013 年由来自全国十几所医学院校教学科研一线的教授和青年骨干教师共同编写了全国普通高等教育"十二五"规划教材《免疫学基础与病原生物学实验教程》。鉴于学科的发展和教学实践需求，2020 年对教材进行修订完善，以保证教材内容的更新和人才培养质量的进一步提升。

　　本书修订原则是以提升学生的实验创新能力为目的，紧跟学科发展前沿，对教材内容进行调整。编委会对教材各章节内容进行认真研讨，在对其内容、文字和编排顺序进行修订的基础上，主要进行两个方面的修改：①增减了部分实验内容，例如，增加抗链球菌溶血素 O 试验（胶乳凝集法）、梅毒螺旋体的血清学试验（特异性试验）等内容，删除大白鼠 I 型被动皮肤过敏反应测定、血清中免疫复合物测定等内容。②每个实验都增设思考题，为学生课外学习提供思考，促进学生自主学习能力的提升。

　　本书集验证性实验、综合性实验和设计性实验于一体，理论联系实际，有较强的科学性和实用性，其推广应用将有利于学生创新能力的提升。本书使用过程中，教师可根据各校专业、学时、学生层次等方面实际情况取舍和调整。

　　本书修订过程中，得到了主编单位各级领导以及第一版编委会全体成员的支持，在此表示感谢。对于教材中存在的疏漏，敬请广大师生和专家教授批评指正，以便修订时完善。

编　者

2020 年 5 月

目 录

第三篇　中药微生物学检查技术与抗菌作用的检测

第四篇　医学寄生虫学实验技术

实验室规则

1. 进入实验室必须先穿好实验服，离开实验室时脱下反折叠好。实验服要经常清洗消毒。

2. 必需的实验讲义、笔记本、文具等应放在指定位置。其他个人物品一律不准带入实验室内。

3. 实验室内应保持安静有序，禁止高声谈话，不准打闹嬉笑，以免影响他人实验或造成安全事故。

4. 在实验室内不准喝水、吃食物、吸烟，不准用嘴湿润铅笔或纸张，以免发生感染。

5. 实验过程中，接种环和接种针使用前后必须烧灼灭菌。必须避免任何有菌材料溅出。如不慎发生吸入菌液、划破手指、培养物损坏致传染物溢出，应立即报告教师，以便及时处理。

6. 爱护实验室的仪器及设备，使用显微镜和其他仪器时要按要求操作。显微镜油镜使用后应立即用擦镜纸擦净镜头上的油。

7. 实验过程中应注意节约试剂、爱护器材。损坏器材要及时报告、登记。

8. 实验后应将所用物品放回原处，需培养的标本应及时放入培养箱，需消毒处理的物品应及时送到指定地点，用过的涂有细菌的玻片放入消毒缸内，不得随意弃置。

9. 未经教师许可，不得将实验室内任何物品，特别是菌种带出实验室外。

10. 实验完毕，整理桌面，肥皂洗手后清水冲洗。值日生打扫室内卫生，关好水电、门窗后离室。

第一篇　医学免疫学实验技术

第一章　体液免疫功能检测实验

实验一　免疫血清的制备

【原理】

机体接受抗原刺激后可以发生免疫应答,产生相应的抗体和致敏淋巴细胞。一种抗原能否引起免疫应答,除了主要取决于抗原分子有无抗原决定簇外,还与抗原的性质、剂量、免疫途径及次数有关。适当的抗原进入机体,经过一定的潜伏期后,抗体水平逐渐升高,在恰当时期取免疫后的动物血清,即为免疫血清(也称抗血清)。

【材料】

无菌生理盐水、医用酒精、绵羊红细胞(sheep red blood cell,SRBC)、0.3%~0.5%甲醛、0.5%~1%氯化钙健康成年家兔、剪刀、镊子、注射器(2 mL、50 mL)、无菌试管、动物固定架、血管夹、丝线、塑料放血管等。

【方法与结果】

1. 抗原的制备　无菌采集绵羊静脉全血(抗凝),静置使红细胞沉降后,用无菌生理盐水洗涤 3 次(每次离心 2 000 r/min,10 min),最后配成 10^6/mL 浓度的细胞悬液,并且把制备的细胞悬液作为免疫动物的抗原。

不同性质的抗原处理方法不同,颗粒性抗原主要是指细胞抗原或细菌抗原。最常用的细胞抗原为制备溶血素用的绵羊红细胞。细菌抗原多用液体或固体培养物处理而制备。H 抗原用有动力的菌株,菌液用 0.3%~0.5%甲醛处理,而 O 抗原则需要 100 ℃加温2~2.5 h 后应用。Vi 抗原则应在灭菌后再加 0.5%~1%氯化钙溶液。有时虫卵也可做成抗原,如日本血吸虫卵抗原可制成悬液供免疫用。有些细胞膜成分,如组织细胞膜、血细胞膜经打碎后也可制成颗粒性抗原。颗粒性抗原悬液呈乳浊状,多采用静脉内免疫法免疫,较少使用佐剂。可溶性抗原的制备和纯化:蛋白质、糖蛋白、脂蛋白、细菌毒素、酶、补体等皆为良好的可溶性抗原。但因这些蛋白质多为复杂的蛋白组分,免疫前需进行纯化。蛋白质纯化方法在生物化学技术中已有详述。可溶性抗原免疫时,常加佐剂皮下注射。

2. 免疫动物　免疫效果与抗原的性质、剂量、免疫途径及免疫次数密切相关。本实验的具体免疫动物的方法,见表 1-1。

表 1-1　绵羊红细胞免疫家兔实验设计

免疫次序	免疫时间	注射部位	抗原剂量/mL
1	第 1 d	皮下注射	0.4
2	第 10 d	肌肉注射	0.4
3	第 17 d	足底注射	0.4
4	第 24 d	静脉注射	0.4
5	第 31 d	皮下注射	0.5

3. 免疫血清的制备

（1）试血。一般在末次注射后的 7～10 d，家兔耳静脉采少量血液制备血清，与相应抗原反应，进行试血。抗体效价大于 1∶16 即可采血。

（2）心脏采血。将家兔四肢缚于动物固定架上，剪去心脏部位被毛，使用络合碘消毒液消毒皮肤，选择心搏最明显处穿刺，对准心搏最强处进行心脏取血。

（3）血清制备。将抽取的血液收集于无菌试管内静置（不抗凝），血液凝固后，用无菌细玻棒使血块与试管壁分离，置 37 ℃，2 h 后，置 4 ℃过夜。使血清充分析出，最终离心 2 000 r/min，20 min，取上清即得。

【注意事项】

（1）免疫实验动物时，要少量多次注射。

（2）免疫实验动物时注意无菌操作，以防感染。

（3）实验中所用器皿要干燥、清洁。

附：免疫血清的保存

1. 4 ℃保存　将抗血清除菌后，液体状态保存于普通冰箱，可以存放 3 个月到半年，效价高时，1 年之内不会影响使用。保存时要加入 0.15%～0.2%叠氮钠（NaN_3）以防腐。如若加入半量的甘油则可延长保存期。

2. 低温保存　放在−40～−20 ℃，一般保存 5 年效价不会有明显下降，但应防止反复冻融。反复冻融可使效价明显降低。因此低温保存应用小包装，以备取出后在短期内用完。

3. 冷冻干燥保存　最后制品内水分不应高于 0.2%，封装后可以长期保存，一般在冰箱中 5～10 年内效价不会明显降低。

【思考题】

免疫血清在医学上有哪些应用？

实验二　免疫球蛋白的提取与鉴定

【原理】

根据各类免疫球蛋白及其他血清蛋白的分子大小、电离密度、等电点及在水溶液中的溶解度不同等特性，可以相互鉴别与分类。利用这些特性，还可以从液体中分离和提取各种免疫球蛋白。

【材料】

免疫血清、生理盐水、50%饱和硫酸铵、层析柱、Sephadex G-200、洗脱液（磷酸缓冲盐溶液（phosphate buffer saline，PBS）或含 NaCl 的 Tris-HCl 缓冲液）等。

【方法与结果】

1. 免疫球蛋白的提取

1）盐析法（salt fractionation）　蛋白质在不同浓度的盐溶液中相对溶解度不同。血清γ球蛋白在一定浓度盐溶液中易于沉淀，而白蛋白则不易沉淀，据此可将二者分离。

（1）饱和硫酸铵溶液的配制。取 500 mL 蒸馏水加热至 70～80 ℃，将 400 g 硫酸铵溶于其中，搅拌 20 min，冷却。待硫酸铵结晶沉于瓶底，其上清即为饱和硫酸铵。在使用前用 28%氨水调 pH 为 7.0。

（2）用 50%饱和硫酸铵提取血清中 α、γ 球蛋白。血清一份加生理盐水一份混匀，然后逐滴加入两份饱和硫酸铵，边加边搅拌（防止形成团块，降低沉淀物的特异性）。混匀后静置 30 min 或置 4 ℃冰箱过夜。高速低温离心 10 000 r/min，10 min，将上清液（含白蛋白）弃去，取沉淀物（含球蛋白），溶于少量生理盐水中。

（3）用 33%饱和硫酸铵提取 γ 球蛋白。将上述提取物加生理盐水溶液两份，加一份饱和硫酸铵，然后再高速低温离心 10 000 r/min，10 min。其余操作同上。

（4）按同样方法再用 33%饱和硫酸铵提取一次。

（5）将提取物装入透析袋，在生理盐水中透析，以除去其中所含的硫酸铵。经此法提取的蛋白质为粗提的免疫球蛋白，若要获得纯化的免疫球蛋白，必须经凝胶过滤或离子交换层析提纯。

2）凝胶过滤法（gel filtration）　利用具有分子筛效应的多孔网状凝胶作为介质，可分离提纯分子量不同的大分子物质。在凝胶过滤过程中，分子量大的物质因不能进入凝胶网孔而沿凝胶颗粒间的空隙先流出凝胶柱外；分子量小的物质因能进入凝胶网孔而受阻滞，流速缓慢而最后流出柱外，这样就能将分子量不同的物质分离。

（1）处理凝胶。将 Sephadex G-200 用蒸馏水经充分膨胀后进行浮选。

（2）装柱。在层析柱底部铺加一层尼龙纱，然后将洗脱液饱和凝胶粒子沿插入柱底的玻璃棒缓缓倾注于层析柱内。

（3）加样。在凝胶柱表面再加一层尼龙纱，沿管壁缓缓加入样品，所加样品的体积不超过凝胶柱的 10%。

（4）洗脱。用洗脱液洗脱，流速 20 mL/h。待样品洗脱下来，用试管分段收集。

（5）蛋白测定。在紫外分光光度计上选波长 280 nm，测定各管样品的 OD 值，以判断各管蛋白含量。

（6）凝胶的处理。样品洗脱完毕后，凝胶即已再生。一次装柱可反复使用多次。凝胶悬液可加防腐剂于冰箱内保存数月。

（7）结果分析。正常人血清经凝胶过滤后可分出三个主要蛋白峰，见图 1-1。第一峰主要是 IgM，其次是 α-巨球蛋白。第二峰主要是 IgG，在第二峰开始部分含 IgA 和 IgD，第三峰为白蛋白和分子量 100 000 以下的蛋白质。

2. 免疫球蛋白的鉴定

（1）鉴定免疫球蛋白的类别。用已知的抗 IgG、抗 IgM、抗 IgA，通过双向琼脂扩散法（详见实验八）鉴定所提免疫球蛋白的类型。通过单向琼脂扩散法（详见实验七）测定其含量。用混合的抗 IgG、抗 IgM、抗 IgA 与所提免疫球蛋白反应，通过双向免疫扩散法，观察两孔之间形成沉淀线的条数，鉴定其免疫球蛋白类别的纯度，若仅有一条沉淀线，说明所提免疫球蛋白较纯。

（2）鉴定免疫球蛋白的抗体特异性。用粗提或纯化抗原，通过双向琼脂扩散法（详见实验八）鉴定所提免疫球蛋白的抗体特异性。按双向免疫扩散技术打孔呈三角排列，上两

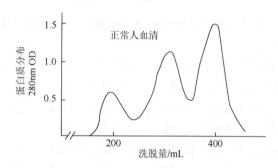

图 1-1　正常血清经 Sephadex G-200 过滤后 Ig 的分布

孔分别加抗原粗提物（如抗原来自动物血清则直接加相应血清）和纯化抗原，下孔加抗血清，进行双扩散 18～24 h 后，仔细观察抗体孔与两个抗原孔之间出现的沉淀线。若与粗抗原及纯抗原之间皆出现一条沉淀线，且两者互相融合，则证明该为抗原特异性抗体；若与纯化抗原出现一条，而与粗抗原出现多条线，且其中一条沉淀线与纯抗原沉淀线相连接，说明除了含有针对纯化抗原的特异性抗体外，还有其他的杂抗体。

【注意事项】

（1）提取免疫球蛋白最好在 2～4 ℃条件下进行，防止抗体失活。

（2）层析柱应足够长，增加压力梯度，减缓流速。

（3）柱床表面应平整，无沟流及气泡，否则应重装。

（4）上样的体积不能过大，浓度不宜过高。

（5）加样及整个洗脱过程中，严防柱面变干。

【思考题】

在凝胶过滤实验中，为什么 IgM 比 IgG 要先流出层析柱？

实验三　玻片凝集试验

玻片凝集试验（slide agglutination test）一般均用于诊断未知抗原，如用已知的免疫血清鉴定未知的细菌和血型等，由于方法简便，并具有较高的敏感性和一定的特异性，各实验室广泛应用。玻片凝集的反应时间短（在 2～5 min 出现凝集），因而免疫血清的浓度应相应提高（如免疫血清试管凝集效价在 1∶1 280 以上时，此时应做 1∶20 稀释）。本试验方法只能用作定性试验。

【原理】

颗粒性抗原与相应抗体（尤其 IgM、SIgA）结合，会发生肉眼可见颗粒凝集现象。

【材料】

1∶20 抗宋氏志贺菌免疫血清（用生理盐水配制）、宋氏志贺菌菌液、伤寒杆菌菌液、生理盐水、载玻片、尖吸管、红蜡笔等。

【方法与结果】

（1）取洁净载玻片一张，用红蜡笔划分为三格，并标注号码。

（2）使用尖吸管在第一格和第二格各滴加一滴稀释后的免疫血清，在第三格滴加一滴生理盐水。

（3）在第一格和第三格滴加一滴宋氏志贺菌悬液，在第二格滴加一滴伤寒杆菌悬液。轻轻摇动玻片，使细菌与免疫血清及生理盐水充分混匀。

（4）1~2 min 后肉眼观察结果，若出现乳白色凝集块，即为阳性反应；若为均匀的乳浊液，即为阴性反应。如凝集现象不够明显，可将玻片放于低倍显微镜下观察。

（5）在抗宋氏志贺菌免疫血清一格出现凝集现象，而另两格无此现象，则实验成功。

【注意事项】

（1）凝集反应最好在温度为 20 ℃以上条件下进行。

（2）试验中所用吸管、玻片等必须清洁，否则不容易出结果。

【思考题】

在凝集试验中，为什么 IgM、SIgA 与颗粒性抗原结合的现象更明显？

实验四 试管凝集试验

试管凝集试验（tube agglutination test）一般均以标准抗原（已知抗原）测定免疫血清或患者血清中抗体的效价。

【材料】

1∶100 抗 SRBC 血清（配制前需经 56 ℃，30 min 灭活）、2%SRBC 生理盐水悬液、生理盐水、试管、试管架、移液器等。

【方法与结果】

（1）取试管 7 支，排列于试管架上并做好编号标记。

（2）每管各加生理盐水 0.5 mL。

（3）取 1∶100 抗 SRBC 血清 0.5 mL。加入第 1 管中混匀后，从第一管中吸取 0.5 mL 液体加于第二管，同法依次加入下一管，直到倒数第二管，混匀后吸出 0.5 mL 弃去，见表 1-2。

表 1-2 试管法凝集试验操作和结果举例 （单位：mL）

项目	试管 1	试管 2	试管 3	试管 4	试管 5	试管 6	试管 7
生理盐水	0.5	0.5	0.5	0.5	0.5	0.5	0.5
抗 SRBC 血清	0.5	0.5	0.5	0.5	0.5	0.5	弃去
2% SRBC	0.5	0.5	0.5	0.5	0.5	0.5	0.5
血清稀释度	1∶400	1∶800	1∶1 600	1∶3 200	1∶6 400	1∶12 800	
结果举例	++++	++++	++++	+++	++	+	-

（4）每个试管各加 2% SRBC 0.5 mL。（注意：加 SBRC 前必须将细胞悬液充分混匀）

（5）室温静置 2 h，观察结果。观察前切勿摇动试管，以免凝集分散。

（6）结果观察时首先应观察对照管，对照管（第 7 管）无凝集现象的前提下，再观察 1～6 试验管凝集状况和强度。并以"＋＋＋＋、＋＋＋、＋＋、＋、－"表示凝集状况和强度。

＋＋＋＋：完全凝集，血球呈厚膜状铺于管底，边缘呈锯齿状。

＋＋＋：血球呈薄层贴于管底，边缘不齐。

＋＋：中央呈较小圆盘状沉淀，边缘凝集呈颗粒状。

＋：血球呈较大的圆盘状沉淀，边缘有少量凝集颗粒。

－：无凝集，血球沉于管底呈规则圆盘状。

以血清最高稀释度出现"＋＋"凝集现象者作为该免疫血清的效价（滴度）。例如，在本次实验中第 5 管呈"＋＋"，第 6 管呈"＋"或"－"，对照管为"－"。则该血清的抗体效价为 1∶6 400。

【结果观察】

上述实验也可在凹孔塑料板上进行，方法步骤及观察结果方式基本同上，仅每孔加入的反应液体积在 0.2～0.5 mL。

【注意事项】

（1）准确取样、加样，应仔细认真操作。稀释血清时不能跳管，且每管都要吹打混匀。

（2）2% SRBC 悬液应新鲜配制，当天用完，若置 2～10 ℃，使用期不超过 3 d。

附：2%SRBC 悬液制备方法

以无菌操作从健康成年绵羊颈外静脉取血，放入有玻璃珠的三角瓶内，振摇 10～20 min 脱去纤维，然后倒入 2 倍量羊血的阿氏液，摇匀分装小管，在 4 ℃冰箱内保存备用。实验时取 SRBC，加无菌生理盐水（约 1∶4），离心 2 000 r/min，10 min 洗涤，去上清，再加生理盐水，按上法洗涤 3 次。最后取压积红细胞 0.2 mL，加生理盐水 9.8 mL 即得 2% SRBC 悬液。

【思考题】

在试管凝集试验中，若出现某稀释度试管的凝集现象比上一个稀释度的更明显，可能存在的原因有哪些？

实验五　间接血凝试验

【原理】

间接血凝试验（indirect hemagglutination test）是以红细胞作为载体吸附抗原或抗体与相应的抗体或抗原发生的凝集反应。

【材料】

血吸虫可溶性虫卵抗原（soluble egg antigen，SEA）、醛化的 2%SRBC、病人血清、生理盐水、血凝板、微量加样器、试管、试管架、刻度吸管、微量振荡器、恒温水浴箱。

【方法与结果】

（1）取稀释的抗原与等体积的已醛化的 2% SRBC 混合，37 ℃水浴 2 h，每隔 15 min 振摇 1 次，取出后洗涤弃上清，稀释成 0.5% SRBC 悬液备用。

（2）于微量血凝板中每孔加入稀释液 25 μL，在第 1 孔中加入病人血清 25 μL，并做倍比稀释。

（3）在每孔中加入 0.5%的 SRBC 悬液 25 μL，然后于微量振荡器上摇 3～5 s，置 37 ℃，1 h 观察结果。

（4）以"＋＋＋＋、＋＋＋、＋＋、＋、－"表示致敏血细胞凝集程度。以血清最高稀释度管仍能出现"＋＋"凝集现象者，作为该免疫血清的效价（滴度）。

＋＋＋＋：完全凝集，血球呈厚膜状铺于管底，边缘呈锯齿状。

＋＋＋：血球呈薄层贴于管底，边缘不齐。

＋＋：中央呈较小圆盘状沉淀，边缘凝集呈颗粒状。

＋：血球呈较大的圆盘状沉淀，边缘有少量凝集颗粒。

－：无凝集，血球沉于管底呈规则圆盘状。

【注意事项】

（1）实验用的血凝板，微量加样器必须十分清洁。

（2）血凝板使用后可用 10%的次氯酸钠浸泡过夜，用自来水冲洗后，再用蒸馏水冲洗后晾干待用。

（3）试剂盒应保存于 2～10 ℃干燥暗处。

【思考题】

在临床诊断中，常常使用哪些颗粒性材料作为间接凝集试验的载体？

实验六　环状沉淀试验——血迹鉴定

【原理】

在环状沉淀试验（ring precipitation test）中，当可溶性抗原与相应抗体特异结合后，于两者交界面处可形成白色沉淀环。本试验的最大优点是具有相当高的敏感性和特异性，这主要取决于有高效价的特异性抗体和制备抗体时抗原的纯化程度。如某些特异性抗体的效价可达 1∶20 000～1∶40 000 或更高，即将相应的可溶性抗原做 1∶20 000～1∶40 000 倍稀释后仍可出现反应。因此，在检测微量抗原时本试验是经典的沉淀试验，到目前为止仍有其实用价值。

【材料】

未知血迹（人血迹）的干燥纸片、抗人血清抗体、抗羊血清抗体、抗鸡血清抗体、生理盐水、尖吸管、环状沉淀管及环状沉淀试管架等。

【方法与结果】

（1）取环状沉淀管 3 支置于环状沉淀试管架上，用 3 支尖吸管分别加抗人、抗羊及抗鸡血清抗体各 0.1 mL 于沉淀管，并注明抗体类型。

（2）取任一未知血迹纸片放入洁净的试管中，并加入生理盐水 1 mL，放置室温 5～10 min 后，摇匀。用尖吸管吸取上清液（抗原），分别缓缓加入上述含有抗人、抗羊及抗鸡血清抗体的沉淀管中，并使两者间呈一清晰界面。

（3）室温静置 1～5 min，观察结果。

（4）如仅在抗人血清管出现白色沉淀环，则此血迹为人血。

【注意事项】

（1）加抗原时应使沉淀管倾斜，使其缓缓由管壁流下，轻浮于抗体上面，勿使相混，避免气泡产生。

（2）观察结果时将沉淀管平放在眼前，若在小管后衬以黑纸或手指，使光线从斜上方射入两液面交界处，则能更清楚看到沉淀环。

（3）试验设立阴性和阳性对照，以免出现假阳性。

【思考题】

有哪些因素可以影响环状沉淀试验的结果？

实验七　单向琼脂扩散法

【原理】

单向琼脂扩散法（single agar diffusion method）中，在含有特异性抗体的琼脂板上打孔，并在孔中加入相应抗原，抗原向周围扩散并与琼脂中抗体相结合，即形成白色沉淀环，其直径或面积大小与抗原浓度呈正相关。同时用标准抗原或国际参考蛋白制成标准曲线，即可用以定量检测未知标本的抗原浓度（mg/mL 或 U/mL）。应用这一方法可检测正常人群或患者血清中 IgG、IgA 及 IgM 等各种血清蛋白的含量及正常值。

【材料】

2%离子琼脂或生理盐水琼脂（内含 0.2%NaN$_3$）、标准羊抗兔 IgG 血清（抗体）、兔血清（2 份）、标准的兔 IgG、打孔器（孔径 3 mm）及打孔模板、微量加样器、湿盒等。

【方法与结果】

1. 标准曲线的制备

（1）溶解琼脂。取能制作 1～1.5 mm 厚度的琼脂板所需 2%琼脂盐水的 1/2 量溶解（例如，用普通载玻片制作时其 1%琼脂量为 4 mL，在分装 2%琼脂盐水时即为 2 mL），熔化后置 56～60 ℃水浴中平衡温度备用。

（2）稀释抗体。将标准羊抗兔 IgG 血清按其效价，用 pH 7.2 PBS 作浓 1 倍稀释。例如，血清效价为 1∶140，原浓血清即应稀释为 1∶70，并分装试管，其分装量应与 2%琼脂盐水量相等。

（3）制板。将已稀释的标准羊抗兔 IgG 血清，置 56～60 ℃水浴中预热约 30 s 后，倾入已熔化并维持 56～60 ℃的 2%琼脂盐水管中，用拇指将管口堵紧。翻转试管 1～2 次，将抗体与琼脂混合均匀（注意：抗体与琼脂混合时切勿产生气泡），迅速倾注于玻片上，待凝固后即成。

（4）打孔。将琼脂板置于模板上，在同一直线上用打孔器打 5 个孔，孔距 1.0 cm。

（5）稀释不同浓度的标准兔 IgG，应根据制品说明进行稀释，例如，工作标准中免疫球蛋白含量 IgG 为 100 U/mL、80.4 μg/U，其稀释范围比例为 1∶10、1∶20、1∶40、1∶80 及 1∶160。

（6）加样。将已稀释的不同浓度的工作标准液，用微量加样器每孔加入 10 μL（注意：每一稀释度均应更换塑料吸头）。

（7）置湿盒中，放 37 ℃温箱，24 h 后观察结果。

（8）准确测量并记录沉淀环直径，然后以沉淀环直径为纵坐标，标准兔 IgG 含量为横坐标，绘制成标准曲线（在制作标准曲线时，为尽量减少误差，至少应做 2 份以上标准板）。

2. 兔血清中 IgG 含量的测定

（1）将已制备好的抗体琼脂板置打孔模板上打孔，每 1 琼脂板打 4 个孔（孔径 3 mm，孔距 1.0 cm）。

（2）将兔血清分别用 pH 7.2 PBS 作 1 ∶ 40 稀释。

（3）用微量加样器分别取稀释的兔血清标本 10 μL 加入孔中，每份标本应各加 2 孔（每份标本均应更换塑料吸头）。

（4）做好标记置湿盒中，放 37 ℃温箱，24 h 后观察结果。

（5）测量各份标本的沉淀环直径并记录结果，然后依据标准曲线，计算出每份标本所含 IgG 的含量。

【注意事项】

（1）每批实验均应同步绘制标准曲线。

（2）琼脂不要煮沸时间过长，以防水分蒸发。熔化琼脂与抗血清混匀时温度 56 ℃要严格控制，温度偏高会破坏抗血清，偏低琼脂会凝固。混合要迅速，防止产生气泡。

【思考题】

在单向琼脂扩散试验中，为什么标准曲线必须每批同步绘制？

实验八　双向琼脂扩散法

【原理】

双向琼脂扩散法（double agar diffusion method）是指可溶性抗原与相应抗体在琼脂介质中相互扩散，相遇后结合形成沉淀线的方法。沉淀线的特征与位置不仅取决于抗原抗体的特异性及相互间浓度比例，而且与其分子大小及扩散速度相关。当存在多种抗原抗体系统时，可呈现多条沉淀线。

【材料】

兔血清、羊血清、羊抗兔血清、1%琼脂生理盐水、打孔器及打孔模板、尖吸管（或微量加样器）、载玻片、湿盒等。

【方法与结果】

（1）将已熔化的 1%琼脂盐水放 56～60 ℃水浴箱中平衡温度备用。

（2）用吸管吸取 4 mL 已熔化的琼脂液加于置于水平桌面的载玻片上，使之成为厚度约 1.5 mm 琼脂板。

（3）凝固后，将打孔模板置于琼脂板下，然后用打孔器打孔，根据不同需要可制成三角形、方阵形或梅花形分布，见图 1-2。各对应孔间距 4～5 mm。

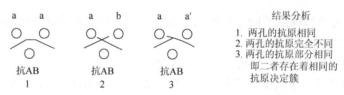

图 1-2　双向琼脂扩散法沉淀线的鉴定

（4）如为三角形分布，用尖吸管将 1 滴（10 μL）羊抗兔血清加于下方孔，将兔血清、羊血清分别加 1 滴于两个对应的上方孔。

（5）做好标记，放湿盒中，置 37 ℃温箱，24 h 后观察并分析结果。

实验结果分析说明见图 1-2，其标准有：

（1）融合性沉淀弧，说明两孔中抗原相同，为同一性反应；

（2）两沉淀线独自形成并形成交叉，说明两孔中的抗原完全不同，为非同一性反应；

（3）融合性沉淀弧出现支线，说明两孔中的抗原有相同部分又有不同部分，即二者之间存在着相同的抗原决定簇。

【注意事项】

（1）加抗原和抗体时，各样品应分开使用微量加样器的吸头或尖吸管，切勿混用。各孔加满液为止，勿溢出。

（2）扩散时间要适当。时间过短，沉淀线不出现，时间过长，会使已形成的沉淀线降解或离散。

附：琼脂扩散试验标本的染色与保存

琼脂扩散试验的标本如需长期保存，则需进行漂洗、干燥和染色。

1. 漂洗　将标本片浸泡于生理盐水中约 2 d，每天换水 2～3 次，最后一次用蒸馏水漂洗数十分钟，漂洗的目的是使没有结合的抗原、抗体与其他无关蛋白等成分尽可能在漂洗过程中洗脱下来。已形成沉淀线的免疫复合物在漂洗过程中一般不被洗脱。

2. 干燥　将标本片从水中取出。盖上一层湿绸布（亦可不盖），置 37 ℃温箱过夜，使琼脂中水分慢慢蒸发干燥。

3. 染色　染色方法很多，染色液亦有多种，这里仅介绍常用的 0.5%氨基黑液（氨基黑 0.5 mg、甲醇 50 mL、冰醋酸 10 mL、蒸馏水 40 mL），将已干燥的标本片用蒸馏水或普通水稍加湿润，放入染色缸中 15～30 min，取出用 2%冰醋酸水溶液脱色，连续 2～3 个脱色缸，每个缸脱色 5～10 min，直至空白区色基本脱净为止。用普通水冲洗后晾干，可长期保存。

【思考题】

双向扩散试验的结果可以用于分析抗原和抗体的哪些性质？

实验九　火箭免疫电泳试验

【原理】

火箭免疫电泳试验（rocket immunoelectrophoresis test）是将单向免疫扩散和电泳相结合的一种定量检测技术。电泳时，含于琼脂凝胶中的抗体不发生移动，而在电场的作用下促使样品孔中的抗原向正极泳动。当抗原与抗体分子达到合适比例时，形成一个形状如火箭的不溶性免疫复合物沉淀峰。峰的高度与检样中的抗原浓度呈正相关。反之，当琼脂中抗原浓度固定时，便可测定待检抗体的含量（即反向火箭免疫电泳）。

【材料】

待检兔血清、标准兔 IgG、抗兔 IgG 抗体、1%离子琼脂（pH 8.6 巴比妥缓冲液加入等量蒸馏水，再按 1%加入琼脂，溶解后用脱脂棉过滤，实验前加热熔化后，置 56～60 ℃水浴箱中平衡温度备用）、免疫电泳玻片、微量加样器及塑料吸头、打孔器、直尺、电泳仪（将 pH 8.6 巴比妥缓冲液注入电泳槽内，注意正负极各槽内所加入的量应在同一水平，并将滤纸裁成适当长度和宽度纸片，以备搭桥使用）等。

【方法与结果】

1. 制板　取所需量抗血清直接加入熔化并在 50～60 ℃水浴箱内保温的 1%琼脂糖内，混匀后浇板（0.16 mL 含抗体琼脂/cm^2）。

2. 打孔　用打孔器在琼脂板一端 1 cm 处并列打一排孔，孔径 3 mm，孔间距离 5 mm，见图 1-3。

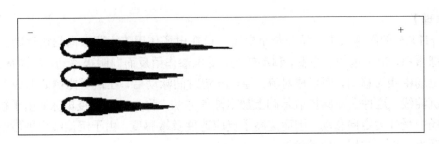

图 1-3　火箭免疫电泳沉淀峰示意图

3. 加样　每孔内加入待检兔血清或不同浓度的标准兔 IgG 10 μL。

4. 电泳　将样品孔置负极端，按 6 V/cm，或 2～4 mA/cm 进行电泳（注意将已浸透缓冲液的滤纸一端覆盖于琼脂板两侧各约 0.5 mm，另一端浸于电泳液中）。电泳时间根据样品抗原含量和抗体浓度而定。一般电泳 1～5 h，泳动距离为 2～5 cm。

5. 结果观察　电泳完毕，关闭电源，取出琼脂板，浸泡于 1%鞣酸生理盐水中，15 min后即可看见清晰的火箭形的沉淀峰。测量沉淀峰的高度（峰尖端与样品孔中心之间的距离）。以不同浓度的标准抗原板的沉淀峰高度值为纵坐标，抗原浓度为横坐标，绘制标准曲线。用待测样品的沉淀峰高度值查标准曲线，即可求得待测样品中的抗原含量。必要时可将琼脂板经过漂洗、烘干、染色后保存。

【注意事项】

（1）抗原抗体的用量应当预试，抗原太浓，在一定时间内不能达到最高峰，抗体太浓，则沉淀峰太低而无法测量。预试峰的合适高度为 2～5 cm。

（2）一定条件下，电泳时间要根据峰的形成情况而定。如形成尖角峰形，表示已无游离抗原；如呈钝圆形，前面有云雾状，表示还未到终点。

（3）把琼脂板置于电泳槽上搭好桥，再加抗原，或启动电源后，电压极低时加样，以免造成基部过宽的峰型。

附：pH8.6 巴比妥缓冲液配制

1. 成分　巴比妥钠 10.3 g、巴比妥酸 1.84 g、蒸馏水 1 000 mL。

2. 配制步骤

（1）称量巴比妥酸置一三角烧瓶中加蒸馏水 200 mL 于煮锅内加热溶解。

（2）称量巴比妥钠置另一容器中加蒸馏水 700 mL，摇动溶解。

（3）将已溶化的巴比妥酸与巴比妥钠溶液混合，用蒸馏水补足至 1 000 mL。

（4）混匀后，用精密 pH 试纸测定 pH 值，备用。

【思考题】

相较于单向扩散试验，火箭免疫电泳的优点有哪些？

实验十　对流免疫电泳试验

【原理】

在 pH 8.6 的缓冲液中，抗原带负电荷，可在电场作用下由阴极向阳极移动。抗体为大分子球蛋白，带少量的负电荷，移动较慢，受电渗作用反而向阴极移动，这样就使抗原、抗体在电场中相对移动，而形成对流。经过一定时间泳动后，在最适比例处形成肉眼可见的白色沉淀线。这种在双向扩散基础上加电泳的方法，称为对流免疫电泳。由于抗原、抗体在电场中受外力定向移动，因而提高了反应速度及敏感度。由于沉淀线出现较快，在短时内可观察结果，常用于快速诊断。

【材料】

抗甲种胎儿球蛋白（alpha fetoprotein，AFP）血清、待检血清、已知 AFP 阳性血清。1.2%琼脂（0.05 mol/L，pH 8.6 巴比妥缓冲液配制）、电泳槽、3 mm 打孔器、载玻片、微量加样器、注射器针头、吸管等。

【方法与结果】

1. 琼脂反应板的制备　先用 0.05 mol/L pH 8.6 巴比妥缓冲液配制 1.2%琼脂，水浴中加热熔化，然后用吸管吸取 3.5 mL 加于载玻片上。

2. 打孔　琼脂冷却后打孔，孔径 3 mm，两孔间距离 4～5 mm，将孔内琼脂用注射器针头挑出。

3. 加样　分别从上至下向左列第 1、第 3、第 5 孔内加入抗 AFP 血清，向右列第 2 孔内加入待检病人血清，第 4 孔内加已知 AFP 阳性血清作为阳性对照，第 6 孔内加已知阴性对照血清。各孔加满为度，勿使外溢。

4. 电泳　将加好样品的琼脂板放置电泳槽上，抗原孔一侧接阴极端，抗体孔一侧接阳极端。琼脂板两端分别用滤纸（滤纸宽度应与琼脂板宽度一致，滤纸应盖在琼脂板两端各 1cm 处），与 0.05 mol/L pH 8.6 的缓冲液相连，接通电源，控制每厘米宽电流在 4 mA，每厘米长端电压约 6 V，电泳 45～90 min，关闭电源，取出琼脂板观察结果。

5. 结果观察 在黑色背景上方，透过散射光线，首先观察第 3 与第 4 孔间（阳性对照组）、第 5 与第 6 孔间（阴性对照组）的白色沉淀线是否出现；再看试验孔，如孔间未出现这样的沉淀线，则该待检血清为 AFP 阴性血清，见图 1-4。

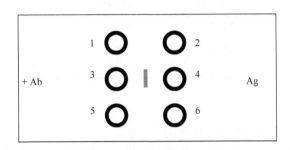

图 1-4 对流免疫电泳沉淀线示意图

【注意事项】

（1）有时抗原抗体形成的沉淀线很弱，肉眼不易观察，可以染色。

（2）染色标本应在白色背景下观察，不染色标本在斜射光的暗色背景下观察。

（3）琼脂板两端需用滤纸等物作桥，与桥内缓冲液接通。搭桥要完全紧密接触，以防电流不均发生沉淀线偏斜。

【思考题】

对流免疫电泳与单向琼脂扩散、火箭电泳和双向扩散有何联系？

实验十一 补体溶细胞试验

【原理】

补体系统只有被激活后，才能产生溶菌或溶细胞效应。细菌或细胞性抗原与抗体（IgG、IgM）结合形成的免疫复合物，能通过经典途径依次激活补体系统，最终产生具有抗原特异性的溶菌或溶细胞效应。

【材料】

（1）2% SRBC 悬液（配制方法参考实验四）、生理盐水、微量移液器、试管、试管架、恒温水浴锅。

（2）2 U 溶血素。将已知效价的溶血素，用生理盐水稀释为 2 U，如效价为 1∶6 000 的溶血素，则应稀释 1∶3 000，放冰箱中备用，在试验前需先进行加热（56 ℃，30 min）以灭活补体。

（3）新鲜豚鼠血清。采血后在室温放置 30 min，然后放 4 ℃，60 min，凝固后在 4 ℃下离心分离血清，立即保存于 –70 ℃，待检。在室温放置时间，一般不宜过长，以避免补体的效价下降。

【方法与结果】

取 3 支小试管，置于试管架上，按表 1-3 加样，37 ℃ 水浴 30 min 后观察结果，并根据抗原、抗体、补体之间相互作用原理，分析各管所见结果。

表 1-3　溶血反应实验加样设计及结果报告

试管号	2%SBRC 悬液	2 U 溶血素	1∶30 豚鼠血清	生理盐水	结果
1	0.2 mL	0.2 mL	0.2 mL	—	溶血
2	0.2 mL	0.2 mL	—	0.2 mL	不溶血
3	0.2 mL	—	0.2 mL	0.2 mL	不溶血

【注意事项】

（1）溶血素在使用前应灭活补体并滴定效价。

（2）作为补体的血清应注意保持补体的活性，室温短时放置分离血清，低温保存。

【思考题】

补体溶细胞试验中若 3 支试管都出现了不溶血现象，可能的原因有哪些？

实验十二　B 细胞表面免疫球蛋白测定

【原理】

表面免疫球蛋白（SmIg）是 B 细胞的抗原识别受体，也是 B 细胞特异的表面标志，用荧光素标记的抗 Ig 抗体，在一定条件下与淋巴细胞混合，荧光素标记的抗 Ig 抗体可与 B 细胞表面的 Ig 结合，在荧光显微镜下可观察到 B 细胞膜上出现荧光。即 SmIg 存在部位。

【材料】

异硫氰酸荧光素（fluorescein isothiocyanate，FITC）标记的兔抗鼠 IgM 抗体、pH 7.4 Hanks 液（内含 0.1%NaN$_3$）、小鼠、低温离心机、小型离心管、1 mL 注射器、荧光显微镜等。

【方法与结果】

（1）拉颈处死小鼠，开腹取脾脏，用 1 mL 注射器取 Hanks 液反复冲洗脾脏，制成脾细胞悬液。0.1% NaN$_3$-Hanks 液洗涤 2 次，末次配成 $1×10^6$/mL 浓度的细胞悬液。

（2）取小型离心管 2 支，每支加入 $1×10^6$/mL 脾细胞悬液 1 mL，4 ℃离心 2 000 r/min，3 min，弃上清，加入荧光素标记的兔抗鼠 IgM 抗体 50 μL，放置 4 ℃冰箱 30 min。

（3）用 0.1% NaN$_3$-Hanks 液洗 2 次，去除游离的荧光抗体，然后滴片，荧光显微镜检查。

（4）在荧光显微镜下观察，SmIg 阳性细胞呈环状或斑点状荧光，共计数 200 个淋巴细胞，算出其中 SmIg 阳性细胞的百分数，即为 B 细胞的相对百分率。

【注意事项】

（1）荧光素抗体吸附完成后应彻底洗涤游离的荧光素抗体。

（2）荧光显微镜下观察判断结果时，首先用低倍镜观察，然后转高倍镜，根据对照结果来帮助判断 SmIg 阳性细胞，物镜选用 40× 或 60×，应固定一个放大倍数。

【思考题】

通过 B 细胞表面免疫球蛋白测定试验是否可以检测到浆细胞？

实验十三　酶联免疫吸附试验

酶联免疫吸附试验（enzyme-linked immunosorbent assay，ELISA）是一种既特异又敏感的免疫测定方法，可作为多种抗原或抗体的定量测定方法，已广泛应用于免疫学、微生物学、寄生虫学、内分泌学、血液学等领域。本试验可进行定性、定量检测。

【原理】

抗原或抗体能结合到固相载体的表面，并仍保持其免疫活性，抗原或抗体与酶相结合，所形成的结合物仍保持免疫和酶的活性。将酶标记到抗体（或抗原）上，使待检物中相应的抗原（或抗体）与酶标记抗体（或抗原）发生特异反应。在遇到相应的酶底物时，酶能高效、专一地催化分解底物，生成有色的产物。根据颜色的有无和深浅，可以判断待检物中有无特异的抗原（或抗体）及含量的多少。

酶联免疫吸附试验按其检测目的可分间接法、夹心法和竞争法。

1. 间接法　用于测定抗体。基本步骤：包被抗原 ⟶ 加待测血清（抗体）⟶ 加酶标记的抗体 ⟶ 加入酶的相应底物 ⟶ 有色产物（与待检血清中的抗体含量成正比）。

2. 夹心法　用于抗原测定（本法适用于大分子多价抗原检测）。基本步骤：包被抗体 ⟶ 加待测血清（抗原）⟶ 加酶标记的抗体 ⟶ 加入酶的相应底物 ⟶ 有色产物（与待检血清中的抗原含量成正比）。

3. 竞争法　用于测定小分子抗原。基本步骤：包被抗体 ⟶ 加按一定比例混合的待测血清（抗原）和酶标记抗原 ⟶ 加入酶的相应底物 ⟶ 有色产物（与待检血清中的抗原含量成反比）。

本试验以夹心法测人血清 IgE 的含量为例进行说明。

【材料】

（1）马抗人 IgE 抗体、酶标马抗人 IgE 抗体、待检血清、标准人 IgE、聚苯乙烯 96 孔板、酶标仪、微量加样器及吸头等。

（2）包被缓冲液。pH 9.6 0.05 mol/L 碳酸盐缓冲液［甲液：无水碳酸钠（Na_2CO_3）10.6 g 加蒸馏水至 500 mL。乙液：无水碳酸氢钠（$NaHCO_3$）16.8 g 加蒸馏水至 1 000 mL。取甲液 16 mL 和乙液 34 mL，加蒸馏水至 200 mL，即为 pH 9.6 0.05 mol/L 碳酸盐缓冲液］。

（3）洗涤液。pH7.4 磷酸缓冲盐水-0.05%吐温 20（Tween 20），简称 PBS-Tween 20［氯化钠 8 g、磷酸二氢钾 0.2 g、磷酸氢二钠（$Na_2HPO_4·12H_2O$）2.9 g、氯化钾 0.2 g、Tween 20 0.5 mL，加蒸馏水溶解至 1 000 mL］。

（4）封闭液。1%BSA-PBS-0.05%Tween 20 缓冲液。在上述 PBS-Tween 20 液中，按 1%加入 BSA。

（5）磷酸-枸橼酸缓冲液（pH 5.0）。甲液：枸橼酸（无水）19.2 g/100 mL。乙液：磷酸氢二钠（$Na_2HPO_4·12H_2O$）71.6 g/1 000 mL。取甲液 24.3 mL、乙液 25.7 mL、无离子

水 50 mL 混合即成 pH5.0 的磷酸-枸橼酸缓冲液 100 mL。

（6）磷苯二胺（OPD）底物溶液。磷酸-枸橼酸缓冲液（pH 5.0）100 mL、磷苯二胺 40 mg、30%过氧化氢 0.15 mL。临用时现配。

（7）终止反应液。2 mol/L H_2SO_4 或 5 mol/L HCl。

【方法与结果】

1. 包被　用 1 μg/mL 马抗人 IgE 抗体包被聚苯乙烯 96 孔板，每孔加 0.2 mL，4 ℃过夜，洗涤 10 min，共洗 3 次。

2. 封闭　每孔加 1%BSA-PBS-0.05%Tween 20 缓冲液 0.2 mL，37 ℃，2 h，洗涤同上。

3. 加检测抗原　每板设 6 个不同浓度标准抗原组、阴性对照组、待检抗原组三组，各标本设三个水平孔，见图 1-5。每孔加液 0.2 mL，37 ℃，2 h，洗涤同上。

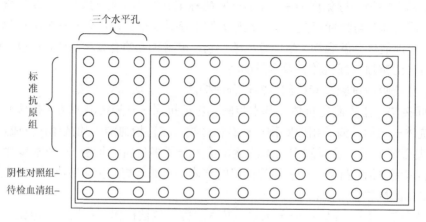

图 1-5　96 孔板加样设计图

4. 加酶标记抗体　每孔加 1∶5 000 的酶标抗体 0.2 mL，37 ℃，2 h，洗涤同上。

5. 加底物液　每孔加 OPD 液 0.2 mL，室温 30 min。

6. 加终止液　每孔加 5 mol/L HCl 0.1 mL。

7. 酶标仪测定　在波长 495 nm 处，测各孔 OD 值。

8. 结果判定

（1）制作标准曲线。以标准抗原组的稀释度（或计算出含量）做横坐标，以其 OD 值做纵坐标，取三孔的平均 OD 值做标准曲线。

（2）用待检血清的 OD 值，查标准曲线，即可得出待检血清中的 IgE 含量。

【注意事项】

（1）洗板要彻底，每次洗板应彻底并甩干，防出现假阳性结果。

（2）加入酶标记物后孵育时间不应太长，可在 0.5～2 h 内观察结果。

（3）结果判断须在 10 min 内完成。

【思考题】

若 ELISA 试验中出现显色浅、灵敏度较低的问题，可能存在的原因有哪些？

第二章　细胞免疫功能检测实验

实验十四　巨噬细胞吞噬鸡红细胞试验

【原理】

吞噬细胞（单核巨噬细胞、中性粒细胞）具有对异物吞噬和消化的功能，在机体非特异免疫中具有重要意义。鸡红细胞有核、呈橄榄球状并较不易消化，因此试验常用鸡红细胞（chicken red blood cell，CRBC）作为被吞噬物进行实验。

【材料】

小鼠、1%淀粉溶液（用生理盐水配制）、Hanks 液、5% CRBC 悬液（取鸡血 1～2 mL 阿氏液抗凝，放 4 ℃可保存 2～4 周。实验前用生理盐水洗涤 3 次，最终制成 5% CRBC 悬液）、瑞氏染液（用 pH 6.2～6.4 PBS 稀释 3 倍）、甲醇、解剖器械等。

【方法与结果】

（1）实验前 1 日，用无菌注射器取灭菌 1%淀粉溶液 2～3 mL 注射于小鼠腹腔内。

（2）次日（18～24 h 后），再给小鼠腹腔注射 5%鸡红细胞悬液 2 mL。

（3）10～15 min 后，将小鼠拉颈处死，用解剖剪剪开腹膜，再用尖吸管吸取少量 Hanks 液冲洗腹腔，并吸出腹腔液置于洁净小试管内。

（4）视腹腔液内细胞浓度多少，于载玻片上做推片或涂片，自然干燥。

（5）加甲醇固定 1 min，冲洗。

（6）用稀释瑞氏染液染色 5～10 min，用流水冲洗染液（切勿先将染液倾去再冲洗，以免染液中的细小颗粒附着于玻片上使标本观察不清晰）。自然干燥后用高倍镜观察结果。

（7）观察小鼠腹腔巨噬细胞对鸡红细胞的吞噬现象，计算吞噬百分率（每 100 个吞噬细胞中吞有鸡红细胞的吞噬细胞数）和吞噬指数（100 个吞噬细胞中所吞噬鸡红细胞的总数除以 100）。吞噬百分率和吞噬指数一般是平行的。

另外，在计数时，应同时注意 CRBC 被消化的程度，分为 4 级。

Ⅰ级：未消化——胞质浅红或浅黄带绿色，胞核浅紫红色。

Ⅱ级：轻度消化——胞质浅黄绿色，核固缩，染成紫蓝色。

Ⅲ级：重度消化——胞质淡染，胞核呈浅灰黄色。

Ⅳ级：完全消化——吞噬细胞中只见似 CRBC 大小的空泡，边缘整齐，胞核隐约可见。

【注意事项】

（1）涂片应薄厚均匀适中，避免过薄或过厚。

（2）瑞氏染液染色时间不能过长以免染色过重。

【思考题】

在巨噬细胞吞噬鸡红细胞试验中，为什么实验前 1 日需向小鼠腹腔注射淀粉溶液？

实验十五　外周血单个核细胞分离试验——密度梯度离心法

【原理】

人血液中各种细胞比重不同，RBC 和多核 WBC 的比重约为 1.092，单个核细胞（包括淋巴细胞和单核细胞）的比重为 1.075～1.090，因此将抗凝血置于比重介于 1.075～1.090 的淋巴细胞分层液之上，经一定速度离心沉淀，按其相应密度梯度分布，即可将各种血细胞加以分离。

【材料】

1. 抗凝剂　肝素用生理盐水配成 200 U/mL，每毫升血加 0.1 mL 肝素抗凝剂。

2. 淋巴细胞分层液（聚蔗糖—泛影葡胺分层液）

（1）甲液。聚蔗糖溶液（polysucrose solution，Ficoll），将 40%聚蔗糖溶液加双蒸水配成 6%溶液，其比重为 1.020。

（2）乙液。泛影葡胺（meglumin diatrizoate），市售泛影葡胺有两种，浓度分别为 76%和 60%。用双蒸水配成 34%溶液，比重为 1.200。

取两份 6%聚蔗糖溶液与一份 34%泛影葡胺溶液混匀，以液体比重计调整到比重 1.077～1.078。

亦可购买已配制好的淋巴细胞分层液。

3. Hanks 液

（1）甲液。NaCl 80 g、KCl 4 g、$MgSO_4 \cdot 7H_2O$ 1 g、$MgCl_2 \cdot 6H_2O$ 1 g 溶于 400 mL 双蒸水中，再加入已溶好的 $CaCl_2$ 1.4 g（溶于 50 mL 双蒸水），加氯仿 1 mL（防腐），最后加双蒸水至 500 mL。

（2）乙液。$Na_2HPO_4 \cdot 12H_2O$ 1.5 g、KH_2PO_4 0.6 g、葡萄糖 10.6 g 溶于 400 mL 双蒸水中，加 0.4%酚红液 50 mL，加氯仿 1 mL，最终加双蒸水至 500 mL。

（3）工作液。取甲液 10 mL、乙液 10 mL，双蒸水 180 mL。配制后分装小瓶，高灭菌蒸汽灭菌法（0.56 kgf[①]/cm^2，113.0 ℃）20 min 灭菌，4 ℃保存备用。

4. 其他　PMI 1640 培养液、2%台盼蓝液、水平离心机、液体比重计、量筒，吸管、试管等。

【方法与结果】

（1）取比重 1.077 淋巴细胞分层液 3～4 mL，放入试管中。

（2）抗凝血稀释，取装有 2 mL 肝素抗凝血的试管一支，加入 Hanks 液 2 mL，混匀。

（3）用滴管吸取稀释血液，在离分层面上方 1 cm 处，沿管壁缓慢加入，使稀释血液重叠于分层液之上，稀释血液与分层液体积比例约为 2∶1。

（4）用水平离心机离心 2 000 r/min，30 min。

---

① 1 kgf≈9.806 N。

（5）吸弃上层血浆，再小心吸取血浆与分层液交界处的单个核细胞层于一试管中，加 5 倍以上体积的 Hanks 液，充分混匀，离心 1 500 r/min，15 min，弃上清。同上法洗涤 2 次，弃上清，加 RPMI 1640 培养液 0.5～1 mL，混匀。

（6）取样作单个核细胞计数，根据实验要求将细胞浓度调到 2×10^6/mL。

（7）取 1 滴细胞悬液加 1 滴 2%台盼蓝染液，作用 5 min 后镜检，活细胞不着色，死细胞呈蓝色，计数 200 个单个核细胞，要求所得的单个核细胞活力应在 95%以上。

【注意事项】

（1）重叠液面时动作要轻、细心，保证两层液体界面清晰。

（2）用等渗培养液制备单个核细胞悬液。

（3）离心时要慢启动、慢停止。

（4）吸取单个核细胞时手法要轻、稳、准。

【思考题】

在密度梯度离心试验中，可以提供优化哪些实验条件来提高细胞的分离效果？

实验十六　E 花环形成试验

【原理】

人类 T 淋巴细胞表面具有 SRBC 受体，在一定实验条件下将淋巴细胞与 SRBC 混合，SRBC 即与 T 细胞表面的 SRBC 受体结合形成花环，染色后计数花环形成百分率，是目前鉴定和计数人外周血 T 细胞百分率最常用的方法之一，也是衡量人细胞免疫功能状态的一个指标。而活性花环（Ea 花环）值，更能反映细胞免疫的状况。E 花环试验的方法很多，这里仅介绍微量全血法。

【材料】

（1）试管、滴管、吸血管、橡皮头、盖玻片、载玻片。

（2）tris-NH₄Cl 缓冲液。三羟甲基氨基甲烷（tris）10.3 mg、NH₄Cl 3.735 mg，加灭菌双蒸水至 500 mL，用 1 mol/L HCl 调整 pH 至 7.2，冰箱保存备用。

（3）无钙镁 Hanks 液。NaCl 4.5 mg、KCl 200 mg、NaHCO₃175 mg、Na₂HPO₄·12H₂O 76 mg、KH₂PO₄ 30 mg、葡萄糖 500 mg，上述物质放三角烧瓶中加无菌双蒸水 500 mL，用 5.6%NaHCO₃ 调 pH7.2，冰箱保存备用。

（4）1%绵羊红细胞（配制方法参考实验四）。

（5）1%亚甲蓝染色液。取抗酸染色用的亚甲蓝液，用生理盐水稀释 5～10 倍备用。

（6）小牛血清。取 1 mL 小牛血清加压积 SRBC 0.3 mL，置 37 ℃水浴 1 h，再放 4 ℃冰箱过夜，然后离心 2 000 r/min，5 min，上清即为吸取过的血清（去除抗 SRBC 抗体）。置 56 ℃水浴 30 min 灭活补体。

【方法与结果】

（1）按常规消毒，耳垂或指尖取血 0.1 mL 血液，放到 4 mL tris-NH₄Cl 缓冲液中充分混匀。

（2）37 ℃水浴 5～10 min，必要时用吸管轻轻吹打，使红细胞溶解。

（3）离心 2 000 r/min，5 min，弃上清后加 Hanks 液 3 mL 混匀，离心 500 r/min，10 min，

同法洗涤 2 次，末次弃上清后加 Hanks 液 0.2 mL，充分混匀，获白细胞悬液。

（4）在以上白细胞悬液中加入 1%SRBS 悬液及去除抗 SRBC 抗体的小牛血清各 0.2 mL，混匀。

（5）将上述混悬液平分两管，放置 37 ℃水浴 15 min。

（6）离心 500～1 000 r/min，5 min。一管直接观察 Ea 花环百分数；另一管放 4 ℃冰箱过夜，次日计数总 E 花环形成百分数。

（7）计数 200 个淋巴细胞中形成 E 花环的百分数。淋巴细胞呈淡蓝色，凡结合 3 个或 3 个以上 SRBC 者为阳性花环形成细胞。

正常值：因实验室条件不一致，加上个体差异，测得的正常值范围颇宽，一般来说，成年健康人外周血中总 E 花环形成细胞约占淋巴细胞总数的 60%～80%，平均约为 65%；Ea 花环约为 30%。

【注意事项】

操作过程中动作应轻柔，避免打散已形成的花环。

【思考题】

可不可以使用密度梯度离心试验分离的单个核细胞来做 E 花环试验？

实验十七　淋巴细胞转化试验——形态法

【原理】

T 细胞在体外培养时，受到非特异性有丝分裂原（如植物血凝素（phytohemagglutinin，PHA）或特异性抗原刺激后，可出现细胞体积增大，代谢旺盛，蛋白和核酸合成增加并能进行分裂的淋巴母细胞，即为淋巴细胞转化现象。淋巴细胞转化率的高低可以反映机体的 T 细胞功能，因此可作为测定机体免疫功能的指标之一。

【材料】

肝素（400 U/mL，用 Hanks 液配制，0.5 mL 可抗凝血 5 mL）、0.1%PHA（用 RPMI1640 培养液配制）、无菌尖吸管、载玻片、瑞氏染液、显微镜等。

【方法与结果】

1. 采血　无菌操作取肘静脉血 2 mL，放入肝素抗凝管内，并迅速摇匀以免产生凝块，37 ℃温箱内静置 30～60 min。

2. 转化培养　取 5 mL 含有 PHA 的 RPML1640 培养液放入细胞培养瓶中。用无菌尖吸管吸取抗凝血上层富含白细胞的血浆层（吸取时应尽量靠近红细胞层，同时还应尽量避免吸入红细胞）约 0.5 mL。加入培养液中，塞紧瓶口，置 37 ℃温箱中培养 72 h。

3. 制片　用尖吸管吸取培养液把贴壁的细胞轻轻冲洗下来，吸取培养物于试管中，离心 1 000 r/min，5 min，弃上清，用尖吸管吸取沉淀物作推片，自然干燥后瑞氏染色。

4. 镜检　在高倍镜下观察推片的头、体、尾三部分，已转化的淋巴母细胞易集中于尾部和边缘部。

淋巴细胞的形态学标准：细胞核的大小、核与胞体的比例，胞浆染色性及核的构造与核仁的有无。可见到以下几种类型的细胞。

（1）成熟的小淋巴细胞。与未经培养的小淋巴细胞一样为 6～8 μm，核染色致密，无核仁，核与胞浆比例大，胞浆染色为轻度嗜碱性。

（2）过渡型淋巴细胞。比小淋巴细胞大，约 10～20 μm，核染色致密，但出现核仁，此为与成熟小淋巴细胞的鉴别要点。

（3）淋巴母细胞。细胞体积增大，约 20～30 μm，形态不整齐，常有小突起，核变大，核质染色疏松，有明显核仁 1～2 个，胞浆变宽，常出现胞浆空泡。

（4）其他细胞。如中性粒细胞在培养 72 h 后，绝大部分衰变或死亡呈碎片。

5. 淋巴细胞转化率计算　按上述分类检查推片头、体、尾三部分，计数 200 个淋巴细胞。转化的淋巴细胞包括淋巴母细胞和过渡型淋巴细胞，未转化的淋巴细胞指的是成熟小淋巴细胞。计算出淋巴细胞转化百分率。淋巴细胞转化百分率 = 转化的淋巴细胞数/200×100%。

在正常情况下，PHA 淋巴细胞转化率为 60%～80%，如为 50%～60%则偏低，50%以下则为降低。

【注意事项】

（1）采血、转化培养要注意无菌操作，以防污染。

（2）PHA 的加入量要适当，过多或过少都会影响转化率。

【思考题】

光学显微镜下计数淋巴细胞转化率的注意事项有哪些？

实验十八　淋巴细胞转化试验——MTT 法

【原理】

四甲基偶氮唑盐（MTT），能够被细胞内线粒体中的脱氢酶分解形成紫色的不溶于水的化合物，仅活细胞含有此种酶可引起上述反应，另外此酶活性与细胞代谢活性呈正相关。故本试验可用于检测细胞增殖活性。

【材料】

小鼠脾细胞悬液（参考实验十四制成 $1×10^6$/mL）、PHA 液、0.1%PHA-RPMI 1640 培养液、RPMI 1640 培养液、MTT（用培养液配成 1 mg/mL 储存液，使用之前，通过 0.22 nm 滤膜过滤，除去蓝色沉淀物）、0.04 mol/L HCl 酸化异丙醇、96 孔平底培养板、酶标测定仪等。

【方法与结果】

（1）实验分实验组和对照组，每组设 3 个水平孔。每孔加小鼠脾细胞悬液 200 μL。

（2）实验组每孔加入 PHA 液 20 μL，对照组每孔加 RPMI 1640 培养液 20 μL，置 5%CO_2，37 ℃培养 72 h。

（3）培养终止前 4～6 h 每孔加 MTT 液 20 μL，继续培养。终止时每孔加 0.04 mol/L HCl 酸化异丙醇 100 μL。振荡 5 min。

（4）用酶标测定仪在波长 590 nm 处，测 OD 值。

（5）计算刺激指数，判断淋巴细胞转化程度。刺激指数 = 实验孔 OD 均值/对照孔 OD 均值。

【注意事项】

（1）小鼠脾细胞悬液制备、转化培养等实验过程要注意无菌操作。

（2）MTT 液最好现配现用，避免光照，若有蓝色颗粒需过滤后再用。

【思考题】

在 MTT 试验中如果样品被细菌污染，检测结果会有什么变化？

实验十九　人外周血 T 淋巴细胞亚群的检测

【原理】

不同群 T 淋巴细胞表面存在着不同的 CD 抗原，通过检测淋巴细胞表面相应 CD 抗原可以检测 T 细胞亚群。

【材料】

大鼠抗人 CD8 单克隆抗体、小鼠抗人 CD4 单克隆抗体、FITC 标记的羊抗大鼠 IgG 抗体、PE 标记的羊抗小鼠 IgG 抗体、淋巴细胞分层液、10 mL 注射器、低速离心机、PBS、荧光显微镜。

【方法与结果】

（1）用 10 mL 注射器取外周血 7 mL，加入 3 mL 的淋巴细胞分层液，离心，分离单个核细胞，并用 PBS 稀释至 10^6/mL。

（2）在单个核细胞稀释液中分别加入大鼠抗人 CD8 单克隆抗体和小鼠抗人 CD4 单克隆抗体，4 ℃条件下静置 20 min，用低速离心机 1 000 r/min，离心 5 min，加入 PBS 洗涤，如此反复 3 次，再用 PBS 稀释至 10^6/mL。

（3）向稀释液中加入 FITC 标记的羊抗大鼠 IgG 抗体，PE 标记的羊抗小鼠 IgG 抗体，4 ℃条件下静置 20 min，用低速离心机 1 000 r/min，离心 5 min，加入 PBS 洗涤，如此反复 3 次，再用含 1%甲醛的 PBS 稀释至 10^6/mL。

（4）取 20 μL 置细胞计数板上，在荧光显微镜下分别计数有红色荧光和绿色荧光的细胞数目。计算血中 CD4$^+$和 CD8$^+$细胞的总数目和 CD4$^+$和 CD8$^+$细胞的比例。

【注意事项】

（1）加入大鼠抗人 CD8 单克隆抗体和小鼠抗人 CD4 单克隆抗体后，必须用 PBS 洗涤，可以多洗几遍，以除去多余的抗体。

（2）如果立即观察可不用含 1%甲醛的 PBS，而直接用 PBS 稀释。

附：检测人外周血 T 淋巴细胞亚群方法

检测人外周血 T 淋巴细胞亚群最常用的方法是流式细胞术。该技术的原理是让悬浮在液体中的分散单细胞依次通过测量区，当每个细胞通过测量区时，固定波长的激光照射到依次通过的每个细胞上，细胞上的抗体所结合的荧光染料受激发，发出不同波长的荧光，同时产生散射光，根据接受散射光产生的电信号可以确定细胞的体积，同时根据荧光可以确定细胞表面的蛋白。于是细胞的一系列物理特性和生化特性就被快速大量地测定。该技术还可以根据所规定的物理特性和生化特性把指定细胞从整个群体中分选出来。

　　除此之外，检测人外周血 T 淋巴细胞亚群还可以用 RT-PCR 法和 Western 印迹法。这两种方法的原理是：人外周血 T 淋巴细胞亚群的区别在于细胞膜表面的蛋白，这些蛋白是需要去检测的。根据中心法则，RNA 的转录以 DNA 为模板，蛋白质的翻译以 RNA 为模板，所以要检测细胞膜表面的蛋白，有两种方法可以使用。一种是利用蛋白分子量和空间结构的差异直接检测蛋白本身，这种方法以 Western 印迹法为代表。还有一种是利用 RNA 分子量和结构的不同检测蛋白质翻译的模板 RNA，这种方法以 RT-PCR 法为代表。这两种方法用于检测人外周血 T 淋巴细胞亚群时因操作复杂、价格昂贵，所以在临床上一般不作为人外周血 T 淋巴细胞亚群检测的首选方法。

【思考题】

　　T 淋巴细胞亚群检测试验中，为什么要选取不同动物来源的抗 CD4 单克隆抗体与抗 CD8 单克隆抗体？

实验二十　人外周血单个核细胞凋亡百分率的检测

【原理】

　　在细胞凋亡早期位于细胞膜内侧的磷脂酰丝氨酸（phosphatidylserine，PS）迁移至细胞膜外侧。磷脂酰结合蛋白 V（Annexin V）是一种钙依赖性的磷脂结合蛋白，它与 PS 具有高度的亲和力。因此，Annexin V 可以作为探针检测暴露在细胞膜表面的 PS。故利用对 PS 有高度亲和力的 Annexin V，将 Annexin V 标记上 FITC，同时结合碘化丙啶（propidium iodide，PI）染法进行凋亡细胞双染后，用荧光显微镜观察即可检测凋亡细胞。

【材料】

　　外周血单个核细胞、FITC 标记的 Annexin V、PHA 液、PBS 液、细胞计数器、载玻片、PI 染液、结合缓冲液。

【方法与结果】

　　（1）取外周血单个核细胞 2×10^6，平均分成两份，一份作为对照，向另外一份加入 PHA 液 1 μg/mL。然后在 37 ℃ 条件下，培养 3 d。

　　（2）将正常和诱导凋亡的外周血单个核细胞（1×10^6）用 PBS 液洗 2 次。

　　（3）加入 100 μL 结合缓冲液和 FITC 标记的 Annexin V（20 μg/mL）10 μL，室温避光 30 min。

　　（4）再加入 PI（50 μg/mL）5 μL，避光反应 5 min 后，加入 400 μL 结合缓冲液。

　　（5）取 20 μL 置细胞计数板上，立即用荧光显微镜进行检测（一般不超过 1 h），同时以不加 Annexin V-FITC 及 PI 的一管作为阴性对照。

　　（6）荧光显微镜下可见正常细胞 Annexin V、PI 均低染；凋亡细胞 Annexin V 高染、PI 低染；坏死细胞 Annexin V、PI 均高染。记下正常活细胞，凋亡细胞和坏死细胞总数，计算人外周血单个核细胞凋亡百分率。

【注意事项】

　　（1）整个操作动作要尽量轻柔，勿用力吹打细胞。

　　（2）操作时注意避光，反应完毕后尽快在 1 h 内检测。

（3）用流式细胞术做检测，更省时。

【思考题】

为什么在凋亡细胞中可以观察到 Annexin V 高染、PI 低染的现象？

实验二十一　　耳肿胀试验

【原理】

耳肿胀试验（ear swelling test，EST）中，二硝基氟苯（dinitrofluorobenzene，DNFB）为半抗原，涂于皮肤后，可与皮肤组织结合，引起机体产生 IV 型变态反应，因此可用其监测细胞免疫应答功能。

【材料】

小鼠（鼠龄 8～12 周或体重 18～22 g）、0.5%二硝基氟苯-丙酮-橄榄油（DNFB-A-O）液（丙酮：榄油为 1：1）、游标卡尺（千分尺）等。

【方法与结果】

（1）连续两天用 0.5% DNFB-A-O 液 10 μL 涂于小鼠腹部皮肤 1 cm² 致敏。对照鼠涂 A-O 液。

（2）在末次致敏后的第 4 d，用 0.2%DNFB-A-O 液 10 μL 分别涂于左耳郭皮肤双面进行攻击。攻击前和攻击后 24 h，在乙醚麻醉下，双盲法用游标卡尺测量耳厚程度（精确到 $2×10^{-2}$ mm），计算耳肿值 = 攻击后耳厚−攻击前耳厚。

（3）对照鼠由于未用 DNFB 致敏，左耳不出现肿胀；试验鼠由于经 DNFB 致敏，受第 2 次 DNFB 刺激后，在局部产生迟发型超敏反应，即反映动物的细胞免疫应答能力。

【注意事项】

应在 24～28 h 内测耳厚程度。

【思考题】

在耳肿胀试验中有哪些免疫细胞参与了免疫应答？

实验二十二　　白细胞介素-2 活性测定

【原理】

白细胞介素-2（interleukin-2，IL-2），又称 T 细胞生长因子，是活化的辅助性 T 细胞分泌的一种细胞因子，与 T 细胞、B 细胞表达的 IL-2 受体结合后，能促进细胞的增殖。人的 IL-2 不仅对人的淋巴细胞，而且对小鼠淋巴细胞也有促增殖作用。因此将小鼠的淋巴细胞和人的 IL-2 一起体外培养，采用 MTT 法，测定小鼠淋巴细胞的增殖程度，以反映所测样品中人 IL-2 的生物学活性，可以间接了解辅助性 T 细胞的功能。

【材料】

小鼠脾细胞悬液（参考实验十四制成 $1×10^6$/mL）、抗凝人全血、标准人 IL-2、含 10% NBS 的 RPMI 1640 培养液、PHA、Hanks 液、MTT（用培养液配成 1 mg/mL 储存液，使用之前，通过 0.22 μm 滤膜过滤，除去蓝色沉淀物）、0.04 mol/L HCl 酸化异丙醇、24、

96 孔平底培养板、淋巴细胞分层液、酶标测定仪等。

【方法与结果】

1. IL-2 的诱生

（1）无菌取人静脉血 5 mL，肝素抗凝。用一次性吸管加至装有等量淋巴细胞分层液试管中，离心 2 000 r/min，30 min，分离单个核细胞。

（2）用 Hanks 液洗涤细胞 2 次，然后用含 10%NBS 的 RPMI 1640 完全培养液调整细胞浓度为 1×10^6/mL。

（3）于 24 孔培养板中，加入细胞悬液 1 mL/孔，PHA 100 μg/孔。

（4）5%CO_2，37 ℃培养 48 h。

（5）吸出培养上清，离心 2 000 r/min，20 min，收集上清，–20 ℃冻存待测。

2. IL-2 的测定

（1）倍比稀释标准 IL-2　取 IL-2（100 U/mL）用 RPMI 1640 培养液稀释成 1∶10、1∶20、1∶40、…、1∶320。

（2）每块 96 孔板分别设不同稀释度标准 IL-2 组、待测 IL-2 组和对照组 3 组，每个标本设 3 个水平孔。每孔加小鼠脾细胞悬液 200 μL。

（3）标准 IL-2 组每孔加入不同稀释度 IL-2 液 20 μL，待测 IL-2 组加待测液 20 μL，对照组加 RPMI 1640 培养液 20 μL，置 5%CO_2，37 ℃培养 72 h。

（4）培养终止前 4～6 h 每孔加 MTT 液 20 μL，终止时每孔加 0.04 mol/L HCl 酸化异丙醇 100 μL。振荡 5 min。

（5）用酶标测定仪选波长 590 nm，测 OD 值。用不同稀释度标准 IL-2 组的各标本三孔平均 OD 值做纵坐标、稀释度做横坐标，制标准曲线。取待测 IL-2 组三孔平均 OD 值，直接查标准曲线即可得待测 IL-2 活性值。更准确地说，应该是用各实验孔的平均 OD 值减去对照孔平均 OD 值之后，才是 IL-2 活性值，但最终所得 IL-2 活性值会与上述结果一致，故可省略。

【注意事项】

（1）实验过程要注意无菌操作，防止污染。

（2）MTT 液现配现用，避免光照，若有蓝色颗粒需过滤后再用。

【思考题】

IL-2 的生物学活性有哪些？

第二篇　医学微生物学实验技术

第三章 细菌学总论实验

实验二十三 显微镜油镜的使用与细菌形态、特殊结构观察

【原理】

一般微生物学实验中，最常用的是显微镜的油镜。油镜，即油浸接物镜。当光线由反光镜通过玻片与镜头之间的空气时，由于空气与玻璃的密度不同，使光线受到曲折，发生散射，降低了视野的照明度。若中间的介质是一层油（其折射率与玻璃接近），则几乎不发生折射而直接进入镜筒，增加了视野的亮度，从而使物像更加清晰，见图3-1。

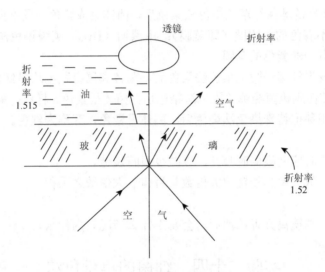

图3-1 油镜原理示意图

【材料】

（1）细菌的基本形态示教片、细菌特殊结构示教片。

（2）生物显微镜、香柏油、二甲苯等。

【方法】

1. 显微镜油镜的使用

（1）坐姿。使用显微镜油镜时，必须端坐。镜体保持垂直位，不要使载物台倾斜，以免香柏油流失影响观察。

（2）识别油镜头。油镜头上一般刻有"×100""Oil"等标记。

（3）对光。用低倍镜对光。检查染色标本时光线宜强，要抬高集光器，放大光圈，取得最大亮度。

（4）滴加香柏油。将标本放在载物台上固定好，滴加香柏油 1 滴，换油镜检查。

（5）调焦距。将油镜移至中央对准标本，从侧面注视镜头，并缓慢转动粗螺旋，使镜筒下降，直至镜头浸于香柏油中并几乎接触到标本为止。然后将视线移至目镜，一面观察一面向上（一定只能向上）慢慢转动粗螺旋，待看到模糊的物像时，改用细螺旋，直至看清物像。

（6）清洁保养。镜检完毕，将镜筒升起，取出标本片，用擦镜纸将镜头上的油擦干净。然后将集光器降下，各物镜呈"八"字形，放入镜箱内。

2. 基本形态观察

依次将各示教标本置于油镜下观察，注意其染色性、形态、大小、排列及有无特殊结构。

（1）葡萄球菌。革兰阳性菌（紫色），球形，常呈葡萄状排列。

（2）大肠埃希菌。革兰阴性菌（红色），两端钝圆的短杆菌，散在排列。

（3）霍乱弧菌。革兰阴性菌（红色），菌体只有一个弯曲或呈逗点状，散在排列。

3. 细菌的特殊结构观察（依次将各示教标本置于油镜下观察）

（1）荚膜。肺炎链球菌经革兰染色法染色后，菌体染成紫色，呈矛头状成双排列的球菌，菌体四周有不着色的透明圈（即荚膜）；用黑斯（Hiss）荚膜染色法染色后，菌体呈紫色，菌体四周有一淡紫色的荚膜。

（2）鞭毛。变形杆菌经鞭毛染色法染色后，菌体和周身鞭毛均呈红色。

（3）芽孢。破伤风梭菌经革兰染色法染色后，菌体呈紫色、杆状，菌体顶端有一圆形不着色的芽孢。用芽孢特殊染色法染色后，菌体呈紫色，芽孢为红色。

【注意事项】

（1）观察标本时应两眼同时睁开，以减少眼睛疲劳。

（2）显微镜的放大率为物镜放大倍数与目镜放大倍数之乘积。

【思考题】

使用油镜时，油镜离开香柏油后，会发生什么情况？为什么？

实验二十四　细菌的单染色法

【原理】

只用一种染料对细菌进行染色称为单染色法。细菌在一般环境中带负电荷，容易与带正电荷碱性染料结合，因此，碱性染料在单染色法中应用最广。亚甲蓝是碱性染料的一种，细菌被亚甲蓝染成蓝色。单染色法可以观察细菌的大小、形态，而不能鉴别细菌。

【材料】

（1）葡萄球菌、大肠埃希菌的琼脂斜面 18～24 h 培养物。

（2）亚甲蓝染色液。

（3）生理盐水、记号笔、载玻片、接种杯、酒精灯、火柴、擦镜纸、显微镜等。

【方法与结果】

1. 制标本片

（1）涂片。取洁净载玻片一张，加一小滴生理盐水于玻片上，用烧灼无菌的接种环取菌落少许与玻片上的生理盐水混匀，涂成直径约 1 cm 圆形区域的涂片。

（2）干燥。涂片可在室温中自然干燥，亦可将标本面向上，放在火焰较高处略烘使其干燥。

（3）固定。涂片干燥后，将标本面向上，迅速来回通过火焰三次，使细菌死亡并固定于玻片上。

2. 染色 待标本片冷后，滴加亚甲蓝染液于玻片上，1 min 后用细流水冲洗，再甩干涂片积水。待标本片干后，即可用油镜检视。

3. 结果观察 视野中所有细菌与杂质均被染成蓝色，可看到呈葡萄状排列的球形以及散在分布的杆形细菌。

【注意事项】

（1）载玻片要洁净无油，否则菌液涂不开，不宜选用厚玻片。

（2）取菌量宜少，涂片要匀而薄。

（3）水洗时要以细流水徐缓冲洗，避免直接冲洗涂菌处。

【思考题】

细菌单染法的优缺点各有哪些？

实验二十五 细菌的革兰染色法

【原理】

革兰染色法是细菌学中最经典的染色法，对鉴别细菌、选择抗菌药物、判断细菌致病性有重要的意义。革兰阳性菌细胞壁结构较致密，肽聚糖层厚，脂质含量少，乙醇不易透入；革兰阴性菌细胞壁结构疏松，肽聚糖层薄，含大量脂质，乙醇易渗入。同时革兰阳性菌等电点比革兰阴性菌低，在相同 pH 条件下，革兰阳性菌所带负电荷比革兰阴性菌多，故与带正电荷的结晶紫染料结合较牢固，不易脱色。革兰阳性菌菌体含大量核糖核酸镁盐，可与碘、结晶紫牢固结合，使已着色的细菌不被乙醇脱色；革兰阴性菌体含核糖核酸镁盐很少，故易被脱色。

【材料】

（1）葡萄球菌和大肠埃希菌的琼脂斜面 18～24 h 培养物。

（2）革兰染色液。

（3）生理盐水、记号笔、载玻片、接种环、酒精灯、火柴、擦镜纸、显微镜等。

【方法与结果】

1. 制标本片

（1）涂片。取洁净载玻片一张，加一小滴生理盐水于玻片上，用烧灼无菌的接种环取菌落少许与玻片上的生理盐水混匀，涂成直径约 1 cm 圆形区域的涂片。

（2）干燥。涂片可在室温中自然干燥，亦可将标本面向上，放在火焰较高处略烘使其干燥。

（3）固定。涂片干燥后，将标本面向上，迅速来回通过酒精灯外焰三次，使细菌死亡并固定于玻片上。

2. 染色

（1）初染。待标本片冷后，滴加结晶紫染液于玻片上，1 min 后用细流水冲洗，再甩干涂片积水。

（2）媒染。加卢戈碘液作用 1 min，细流水冲洗，甩干。

（3）脱色。加 95%酒精数滴，覆盖标本，轻轻摇晃玻片，使其脱色，根据涂片厚薄，大约 0.5～1 min，细流水冲洗，甩干。

（4）复染。加石炭酸品红稀释液复染 1 min，细流水冲洗，甩干。待标本片干后，即可用油镜观察。

3. 结果　革兰氏阳性菌染成紫色，革兰氏阴性菌染成红色。

【注意事项】

（1）要掌握好染色的时间，尤其是酒精脱色时间，不宜过长或过短。

（2）选用适龄培养物，以 18～24 h 为宜，否则影响染色结果。

（3）细流水冲洗时应从标本上方缓慢流下，不能直接冲洗标本处。

【思考题】

革兰氏染色法操作中，如果酒精脱色时间过长或过短，染色结果会出现什么情况？

实验二十六　活菌运动的观察

【原理】

细菌主要由原生质构成，为无色半透明个体，与水的折光性略有不同，因而可以在显微镜下观察其运动情况。但其形态和结构显示不清晰，故只能用于观察细菌的动力。常用悬滴法和压滴法，于普通光学显微镜或暗视野显微镜下观察活菌运动。

【材料】

（1）葡萄球菌和变形杆菌的肉汤 12 h 培养物。

（2）载玻片、凹玻片、盖玻片、凡士林。

【方法与结果】

1. 悬滴法　取一张洁净凹玻片，将凹窝四周涂少许凡士林。取一接种环葡萄球菌或变形杆菌液体培养物于盖玻片中央。将凹玻片侧合于盖玻片上，使凹窝中央正对菌液。迅速翻转凹玻片，用小镊子轻压，使盖玻片与凹窝边缘粘紧封闭，以防水分蒸发。先用低倍镜找到悬滴，再换高倍镜观察。变形杆菌有鞭毛，运动活泼，可向不同方向迅速运动。葡萄球菌无鞭毛，不能作真正运动，只能在一定范围内作位移不大的颤动，这是受水分子撞击而呈分子运动（布朗运动）。

2. 压滴法　用接种环取 2～3 环菌液于洁净载玻片中央。用小镊子将一块盖玻片轻轻覆盖在载玻片的菌液上，放置盖玻片时，应先将盖玻片的一端接触载玻片，然后缓慢放下，以免菌液中产生气泡。然后用低倍镜对光找到细菌所在部位，用高倍镜观察细菌运动。

【注意事项】

（1）观察不染色标本中细菌等微生物运动，可用普通光学显微镜，也可用暗视野显微镜。

（2）观察时应下降聚光器、缩小光圈，以减少光亮，使背景较暗而易于观察。

（3）观察时应尽可能减少台面的震动，以免得出错误的结果。

（4）室温最好控制在 25 ℃以上，气温太低细菌运动会减弱。

【思考题】

悬滴法和压滴法的应用有何区别？

实验二十七　常用培养基的制备

【原理】

根据细菌生长繁殖的条件和规律，可在体外对细菌进行人工培养，以研究各种细菌的生物学性状、制备细菌生物制品、诊断与防治各种细菌性疾病。培养基是人工配制的适合细菌生长繁殖的营养基质。制备培养基是细菌培养中不可缺少的工作。培养基按理化性状可分为液体、半固体和固体三大类。

【材料】

1. 试剂　牛肉膏、氯化钠、蛋白胨、琼脂粉、抗凝绵羊血、磷酸氢二钾、磷酸二氢钠、葡萄糖、0.2 g/L 酚红、1 mol/L NaOH、0.1 mol/L NaOH、1 mol/L HCl 等。

2. 器材　500 mL 锥形瓶、500 mL 量筒、精密 pH 试纸、试管、棉塞、吸管、天平、高压蒸汽灭菌锅、血清凝固器、脱脂棉、滤纸、漏斗、无菌平皿等。

【方法】

1. 培养基制备的基本过程（包括调配成分、溶解、矫正 pH、过滤澄清、分装、灭菌、质量检查和保存）

（1）调配成分。按培养基组成准确称取各成分用量，放入锥形瓶或大容量烧瓶中，加一定量蒸馏水，使其充分混合。

（2）溶解。将调配好的混合物加热，使其完全溶解。

（3）矫正 pH。一般将培养基的 pH 调至 7.6，因为用 NaOH 矫正，高压灭菌后 pH 会下降 0.1～0.2。

（4）滤过澄清。自配的培养基通常有一些混浊或沉淀，需滤过澄清后方可使用。液体或半固体培养基常用滤纸过滤，固体培养基在熔化后趁热以绒布或双层纱布加脱脂棉过滤。

（5）分装情况如下。

①基础培养基：一般分装于锥形瓶，灭菌后备用。便于随时分装倾注平板或配制营养培养基等。

②琼脂斜面：通常在熔化后分装于试管，量约为试管高度的 1/4～1/3，加塞后灭菌，趁热摆成斜面，斜面长度约为试管长度的 2/3，且保持试管下端有 1 cm 柱高。

③半固体培养基：分装量为试管容量的 1/3，加塞灭菌后趁热直立凝固。

④琼脂高层培养基：分装量为管长的 2/3（接种厌氧菌用），灭菌后趁热直立凝固。

⑤琼脂平板无菌分注：先将灭菌琼脂熔化后冷却至 50 ℃左右，以无菌操作倾注于灭菌平皿内，水平旋转平皿，待琼脂凝固后将平皿翻转，置 4 ℃保存备用。

（6）灭菌情况如下。

①由耐热物质配制成的培养基常用高压蒸汽灭菌。

②不耐高热的物质配制成的培养基常用流通蒸汽灭菌。

③富含蛋白质的培养基需用血清凝固器灭菌。

（7）质量检验，需做无菌试验和效果试验。

①无菌试验：将灭菌后的培养基置 35 ℃孵育 24 h，无任何细菌生长为合格。

②效果试验：将已知的标准参考菌株接种于待检培养基中，检查细菌的生长繁殖状况和生化反应是否与预期的结果相符合。

（8）保存。制备好的培养基应注明名称、制作日期，存放于冷暗处或 4 ℃冰箱。如琼脂平板应将底（带培养基的平面）朝上，盖在下，并用牛皮纸包裹或装于保鲜袋内，以减少水分蒸发。液体培养基应直立放置。

2. 常用培养基的制备

（1）肉膏汤。将牛肉膏 3 g、蛋白胨 10 g、NaCl 5 g、蒸馏水 1 000 mL 置锥形瓶中，加热熔化后矫正 pH 至 7.6，煮沸 3～5 min，过滤后分装，高压蒸汽灭菌后，4 ℃贮存。

（2）普通琼脂（营养琼脂）。将肉膏汤 1 000 mL、琼脂 20 g 混合，加热熔化，调 pH 至 7.6，趁热分装试管或锥形瓶，加塞后高压蒸汽灭菌，取出试管摆成斜面，待琼脂凝固后即成琼脂斜面；锥形瓶中的琼脂冷至 50 ℃左右倾注灭菌平皿，凝固后即成普通琼脂平板。

（3）半固体培养基。将肉汤或肉汤膏 1 000 mL，琼脂 5 g 混合，加热熔化后调 pH 至 7.6，分装小试管，每管 2 mL，加塞，高压蒸汽灭菌，取出后直立凝固后即成半固体培养基。

（4）血液和巧克力琼脂培养基。将灭菌后的普通琼脂培养基加热熔化，冷至 50 ℃左右，以无菌操作加入无菌脱纤维羊血（临用前置 37 ℃水浴预温 30 min），轻轻摇匀（避免产生气泡），分装于无菌试管和平皿内，凝固后即成血液琼脂斜面和血液琼脂平板。若在琼脂温度 80 ℃时加入血液，并在 80 ℃水浴中摇匀 30 min，倾注平板后即成为巧克力琼脂平板。

【注意事项】

（1）染料、胆盐和指示剂等应在矫正 pH 后加入。

（2）不可将培养基装在铜铁容器中加热，因培养基中含铜量超过一定浓度时，细菌不易生长；含铁量超过一定浓度时可抑制细菌毒素的产生。

（3）倾注培养基时，切勿将皿盖全部开启，以免空气中尘埃及细菌等微生物的落入。

（4）倾注时若培养基温度过高，则冷凝水过多，易致污染；若温度过低，部分琼脂凝固，倾注平板表面高低不平。可在无菌室或接种罩内倾注培养基后，将皿盖稍开一缝隙，在紫外灯照射下待凝，这样便于蒸汽散发，减少平板内冷凝水。

（5）倾注血液琼脂时，由于加血时琼脂表面容易产生气泡，倾注时应适时转动锥形瓶，使气泡附于瓶壁，以减少血平板表面的气泡。

【思考题】

普通琼脂培养基、半固体培养基、血琼脂培养基各有何用途？

实验二十八　细菌的接种技术与细菌生长情况的观察

将细菌接种到培养基中，置 37 ℃培养 18～24 h 后，即可观察生长现象，个别生长缓慢的细菌，可在数周后观察。不同细菌在不同培养基中的生长现象不同。可依据生长现象进行细菌鉴别。

【材料】

1. 菌种　金黄色葡萄球菌、金黄色葡萄球菌 L 型、大肠埃希菌、痢疾志贺菌、铜绿假单胞菌、枯草芽孢杆菌、炭疽芽孢杆菌（无毒）、肺炎克雷伯菌。

2. 培养基　普通液体（肉汤）、半固体和固体培养基（琼脂平板和斜面）、血液琼脂平板培养基、L 型培养基。

3. 其他　接种环、接种针、灭菌 L 形玻璃棒、1 mL 刻度吸管。

【方法】

1. 接种工具

（1）接种针和接种环。由三部分组成，即环（针）、金属柄和绝缘柄，见图 3-2。针（环）部分以铂金丝制成为佳，因其硬度适宜，易传热散热，火焰灭菌后冷却快，不易生锈、经久耐用，但因其昂贵，通常用 300～500 W 电热（镍）丝代替。环直径为 2～4 mm，长 5～8 cm。标准接种环是取斜面上大肠埃希菌菌苔，充满环的空间，在分析天平上称重，使环内湿重菌量恰为 2 mg。标准接种环可用于制备一定浓度的菌悬液或定量接种。接种针（环）通常用酒精灯或煤气灯烧灼灭菌。接种针用于穿刺接种细菌，接种环用于固体、液体培养基的细菌接种。

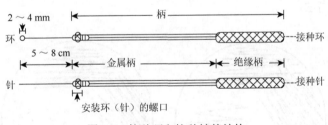

图 3-2　接种环和接种针的结构

（2）L 形玻璃棒。由直径 2～3 mm 的玻棒弯成 L 形。灭菌方法通常将其用牛皮纸包扎后高压灭菌或蘸取无水乙醇后在火焰上烧灼。L 形玻璃棒用于琼脂平板涂布接种细菌。

2. 接种环境　为避免接种过程中标本中的细菌污染环境及空气中的细菌污染培养物，细菌接种应在特定环境内接种。常用设备有接种罩、超净工作台或无菌室等。

3. 接种方法　根据待检标本性质、培养目的和所用培养基的性质而采用不同的接种方法。

1）平板划线分离培养法　本法可使标本中混杂的多种细菌分散成单个细菌，在培养基表面各自生长繁殖形成单个细菌集团即菌落，以获得纯培养，为进一步鉴定细菌提供条件。

（1）连续划线分离法：①右手持接种环，将接种环火焰灭菌，待冷后取标本或大肠埃希菌少许。②左手斜持平板（45°），置酒精灯前上方 5～6 cm。③右手将已取材的接种环，先在平板远端涂布，然后快速大幅度左右来回作密而不重的连续曲线形式的划线接种，使整个平板布满曲线，见图 3-3。④划线完毕，将平板盖好并做好标记，置 37 ℃孵育 18～24 h 观察结果。

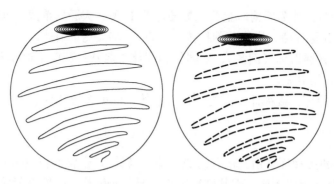

图 3-3 连续划线分离法（左）及培养后菌落分布（右）示意图

（2）分区划线分离法：用接种环取标本涂布于平板 1 区内作数次划线，再在 2、3、4 区依次划线，每划完一个区域是否需要烧灼灭菌接种环视标本中含菌量多少而定。每一区的划线与上区交叉接触，每区线间保持一定距离，密而不重，因此后一区菌量少于前一区，逐渐减少以至划线上的细菌呈单个菌体分布，生长繁殖成单个菌落，见图 3-4。其操作要领同连续划线分离法。

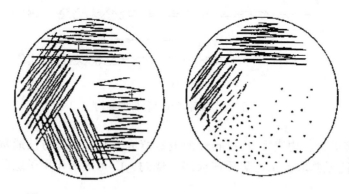

图 3-4 分区划线法（左）及培养后菌落分布（右）示意图

2）斜面培养基接种法 主要用于纯菌移种，以进一步鉴定或保存菌种。方法是以灭菌接种环挑取细菌后伸入斜面培养基，从斜面底部向上先划一条直线，然后再由底向上作曲线划线，直至斜面顶部，见图 3-5。管口灭菌后标记，经 37 ℃孵育 18～24 h，斜面培养物呈均匀一致的菌苔，见图 3-6。如表面不均匀，表示培养物不纯。

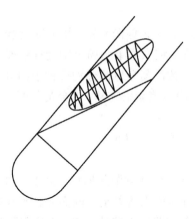

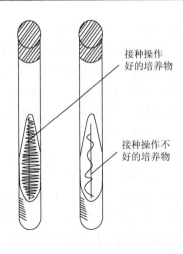
接种操作好的培养物

接种操作不好的培养物

图 3-5　琼脂斜面接种法图　　　　　　图 3-6　琼脂斜面接种的好坏典型

3）液体培养基接种法　用于肉汤、蛋白胨水、糖发酵管等液体培养基的接种。用接种环从平板上挑取葡萄球菌、枯草芽孢杆菌、炭疽芽孢杆菌无毒株菌苔或菌落，先在接近液面的试管壁上研磨，并蘸取少许液体培养基与之调和，使细菌均匀分布于培养基中，见图 3-7。管口灭菌后加塞、标记，经 37 ℃孵育 18～24 h，观察并记录细菌在液体培养基中的生长现象。由于菌种不同，可出现均匀混浊、表面生长（形成菌膜）或沉淀生长等不同的生长现象。

4）半固体培养基穿刺接种法　用于半固体培养基的接种，以保存菌种或观察细菌的动力。方法是用接种针分别挑取大肠埃希菌和痢疾志贺菌培养物，于半固体培养基的中心处向下垂直穿刺接种，直至试管底部上方 5 mm 左右（不能穿至试管底），接种后的接种针沿原穿刺线退出，见图 3-8。管口灭菌后加塞、标记，经 37 ℃孵育 18～24 h，观察结果。有鞭毛的细菌能够沿穿刺线向四周扩散生长，为动力试验阳性；而无鞭毛的细菌只能够沿穿刺线生长，不能扩散，为动力试验阴性。

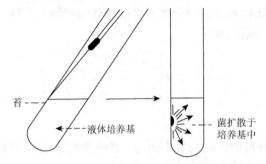
苔

液体培养基

菌扩散于培养基中

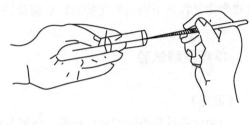

图 3-7　液体培养基接种法　　　　　　图 3-8　半固体培养基穿刺接种法

4. 细菌生长现象的观察

（1）接种细菌。将金黄色葡萄球菌、炭疽芽孢杆菌（无毒株）分别用分区划线法接种于营养琼脂平板和血液琼脂平板，将金黄色葡萄球菌、铜绿假单胞菌分别接种营养琼脂斜面。将枯草芽孢杆菌、炭疽芽孢杆菌（无毒株）和金黄色葡萄球菌分别接种于肉膏汤。将肺炎克雷伯菌和大肠埃希菌分别用穿刺法接种于半固体琼脂培养基。将金黄色葡萄球菌 L 型接种于 L 型培养基。

（2）将上述接种细菌的培养基送 37 ℃恒温箱孵育 18～24 h。

（3）观察细菌的生长现象。

①固体培养基：观察菌落和菌苔特征。观察特征时应注意菌落形状、大小、边缘、透明度、湿润度、溶血现象和色素等，这些特点因菌种和所用培养基不同而异。尤其要观察金黄色葡萄球菌的溶血作用和脂溶性色素、铜绿假单胞菌的水溶性色素、炭疽芽孢杆菌的卷发状菌落。

②液体培养基：观察混浊、沉淀和表面生长（菌膜形成）。观察细菌在其中生长时，应注意观察液体培养基透明度，管底是否有沉淀，表面是否有菌膜。

③半固体培养基：判断细菌有无动力。观察细菌在半固体培养基中生长时，应注意观察穿刺线是否清晰及培养基的混浊程度。若穿刺线清晰，细菌沿穿刺线生长，培养基透明度无变化表示细菌无动力即无鞭毛；若穿刺线模糊或呈根须状，培养基变混浊，表示细菌有动力，即有鞭毛。

【注意事项】

在细菌接种与培养过程中，必须注意无菌操作。

【思考题】

（1）如何提高平板划线分离培养法分离纯化细菌的效果？

（2）液体接种法、半固体穿刺接种法操作的主要注意事项有哪些？

实验二十九　细菌代谢产物的鉴定

各种细菌具有各自独特的酶系统，因而在代谢过程中分解和合成的代谢产物也不同，这些产物又各具不同的生化特点，可据此进行细菌鉴别。

一、单糖发酵试验

【原理】

不同细菌具有不同的糖分解酶，分解各种糖的产物也各不相同，有的产酸，有的有气体形成，借此可鉴别各种细菌，这在肠杆菌科细菌的鉴定中尤为重要。

【材料】

1. 菌种　大肠埃希菌、产气杆菌、普通变形杆菌。

2. 培养基　葡萄糖发酵管、乳糖发酵管、蔗糖发酵管。

【方法与结果】

1.方法 将大肠埃希菌、产气杆菌、普通变形杆菌分别接种于葡萄糖、乳糖、蔗糖三种糖发酵管内，37 ℃孵育 18~24 h，观察结果。

2.结果 细菌如分解糖类产酸，溴甲酚紫指示剂变黄；若有气体产生，则倒置小倒管内有气泡聚集。

【注意事项】

配制糖发酵管时内装的倒置小倒管在接种细菌以前应是无气泡存在的，否则不宜接种细菌。

二、IMViC 试验

【原理】

IMViC 试验是由吲哚试验、甲基红试验、伏-波试验（Voges-Proskauer test，VP test）和枸橼酸盐利用试验组成的一组试验的总称，用于肠杆菌科细菌的鉴定。

1. 吲哚试验 具有色氨酸酶的细菌，在含有色氨酸的蛋白胨水中分解色氨酸生成无色的吲哚，加入吲哚试剂后生成红色的玫瑰吲哚，此为阳性结果。

2. 甲基红试验 细菌代谢过程中分解糖产生丙酮酸，进一步分解产生甲酸、乙酸、乳酸和琥珀酸等，使培养基 pH 下降至 4.5 以下时，加入甲基红试剂呈红色反应，为阳性结果。如细菌分解葡萄糖酸量减少，或产生的丙酮酸进一步转化为醇、酮、醛等，则培养基的 pH 上升，当 pH>6.2 时，加入甲基红试剂则为橘黄色，呈阴性反应。

3. VP 试验 产气杆菌分解葡萄糖产生丙酮酸，两分子丙酮酸在丙酮酸脱羧酶的作用下生成一分子中性乙酰甲基甲醇，在碱性环境中被空气中的氧氧化为二乙酰（丁二酮），进一步与培养基中的精氨酸的胍基结合，形成红色化合物，即为阳性反应。

4. 枸橼酸盐利用试验 有的细菌可利用枸橼酸盐作为唯一碳源，能在此培养基上生长并且分解枸橼酸盐产生碳酸盐，使培养基变碱，指示剂溴麝香草酚蓝由绿色变为深蓝色，此为枸橼酸盐利用试验阳性。

【材料】

1. 菌种 大肠埃希菌、产气杆菌。

2. 试剂 蛋白胨水、葡萄糖蛋白胨水、枸橼酸盐培养基、吲哚试剂、甲基红试剂、VP 试剂。

【方法与结果】

1. 方法 将大肠埃希菌和产气杆菌分别接种于一支蛋白胨水、二支葡萄糖蛋白胨水、一支枸橼酸盐培养基中，37 ℃孵育 24 h 后，在蛋白胨水中加入吲哚试剂 2~3 滴，一支葡萄糖蛋白胨水中加入甲基红试剂 2~3 滴，另一支葡萄糖蛋白胨水中加入 VP 试剂 I 和 VP 试剂 II 各 10 滴。

2. 结果

（1）吲哚试验。于培养物中滴加吲哚试剂后，培养液面上层呈玫瑰红色为阳性，不变色者为阴性。

（2）甲基红试验。于培养物中加入甲基红试剂后立即观察结果，红色为阳性，黄色为阴性。

（3）VP 试验。于培养物中滴加 VP 试剂后摇匀，静置 10～15 min，红色反应为阳性，不出现红色者置 37 ℃ 4 h 后再观察结果，仍无红色产生为阴性。

（4）枸橼酸盐利用试验。观察斜面上细菌生长与培养基颜色变化，若有菌苔出现，培养基变为深蓝色为阳性；无菌苔产生且培养基仍为绿色则示阴性。

【注意事项】

（1）滴加吲哚试剂需沿管壁徐徐滴入，稍待片刻即观察液面上是否出现红色化合物，随着时间的推移，红色化合物会扩散以致不清晰。

（2）滴加 VP 试剂 I 液和 II 液后需摇匀，静置 1 min 后才能看到红色的化合物。

三、硫化氢试验

【原理】

某些细菌能分解培养基中的含硫氨基酸（如胱氨酸和半胱氨酸）生成硫化氢，硫化氢是一种无色气体，与培养基中的醋酸铅或硫酸亚铁作用生成黑色的硫化铅或硫化亚铁沉淀。黑色沉淀越多，表示生成的硫化氢量也越多。该试验在肠杆菌科细菌的鉴别中具有重要作用。

【材料】

1. 菌种　大肠埃希菌、普通变形杆菌琼脂斜面培养物各 1 支。

2. 培养基　硫酸亚铁琼脂培养基 2 支。

【方法与结果】

1. 方法　将上述菌株穿刺接种到培养基中，经 37 ℃ 24 h 培养后，观察结果。

2. 结果　培养基呈黑色为阳性（普通变形杆菌），用" + "表示。不变黑色为阴性（大肠埃希菌），用" - "表示。

【注意事项】

如果主要目的是观察细菌产生硫化氢的情况，尽量不要选用含蔗糖的三糖铁培养基，因为蔗糖的利用有抑制硫化氢产生的作用。

【思考题】

（1）大肠埃希菌、普通变形杆菌硫化氢试验结果有何不同？试说明其结果产生的原理。

（2）大肠埃希菌、产气杆菌 IMViC 试验结果有何不同？试说明其结果产生的原理。

实验三十　物理因素对细菌的影响

一、高压蒸汽灭菌法灭菌效果的检测

【原理】

高压蒸汽灭菌器主体为一个双层的金属圆筒，两层之间盛水。外层为坚厚的金属板，其上有金属厚盖，盖旁有螺旋，借以扣紧厚盖，厚盖与锅体之间为密封圈，使蒸汽不能外溢。加热后，随着锅内蒸汽压强的升高，其温度也相应增高，从而达到灭菌的目的。锅内蒸汽压强与锅内温度的关系，见表3-1。

表 3-1　不同蒸汽压强所能达到的温度

蒸汽压强/(kgf/cm^2)	温度/℃
0.35	108.8
0.57	113.0
0.70	115.6
1.05	121.3
1.40	126.2
1.75	130.4
2.10	134.6

高压蒸汽灭菌器盖上装有排气阀、安全阀，以调节灭菌器内蒸汽压强。有温度计及压强表，以指示灭菌器内部的温度和压强。灭菌器内装有带孔的金属隔板，用以放置待灭菌物品。

【材料】

（1）大肠埃希菌肉汤培养物、枯草杆菌肉汤培养物。

（2）肉汤培养基。

（3）高压蒸汽灭菌器。

【方法】

1. 高压蒸汽灭菌器的使用方法

（1）在外层锅内加适量的水，将需要灭菌的物品放入内层锅，盖好锅盖并对称地扭紧螺旋。

（2）打开排气阀，加热使锅内产生蒸汽并将冷空气排出，然后关好排气阀。继续加热，锅内蒸汽增加，压力表指针上升，当锅内压力增加到所需压力时（一般 101.33 kPa 或 1.05 kgf/cm^2，温度为 121.3 ℃），维持 15～20 min 后，将灭菌器断电，让其自然冷却后再慢慢打开排气阀以排除余气，然后才能开盖取物。

2. 高压蒸汽灭菌法灭菌效果的检测

（1）分别将大肠埃希菌和枯草杆菌接种于肉汤培养基中，各接种 2 管。

（2）取已接种有大肠埃希菌、枯草杆菌的肉汤管各 1 管于空的小烧杯中，然后置高压蒸汽灭菌器中，以 101.33 kPa 灭菌 20 min，取出后做好标记。另外 2 管接种有大肠埃希菌、枯草杆菌的肉汤管不灭菌，作为对照。

（3）将各管均置 37 ℃培养 18～24 h，观察结果。

【应用】

凡耐高温和潮湿的物品，如普通培养基、生理盐水、衣服、纱布、玻璃器材等都可用本法灭菌。

【注意事项】

（1）灭菌器内水量要合适（约 2 cm 深），水不宜过多，否则水沸腾时溢入内锅易使物品浸湿，水太少则蒸汽压力不足。灭菌后要放尽水，手提式锅底要经常除去水垢。

（2）压力一定要与温度相符，因为高压蒸汽灭菌主要是依靠温度而不是依靠压力（压力只起提高温度的作用）。因此，在使用高压蒸汽灭菌器时，应在加热后先将器内的冷空气排尽，如果不把冷空气排出，虽然压力上升了，但温度并没有真正上升多少，这样灭菌就不可靠。

（3）被灭菌的物品不要放置过多，塞得太紧，以免水蒸气不能畅流，使水蒸气不能充分与物品接触，影响灭菌的效果。

（4）灭菌后慢慢放气降压，或让其自然冷却后再打开排气阀，以免容器中的液体及棉塞因突然迅速降压冲出。若为纱布、衣服等应待放气完毕隔半小时取出，这样可利用器内余热，使之烘干。

（5）溶液灭菌时，瓶塞切勿使用木塞或橡皮塞，因其内外压力不一，可发生爆裂或液体溢出现象。

（6）使用前检查磅表和安全阀是否失灵，检查器内水量是否合适，在整个灭菌过程中负责灭菌的工作人员，严禁脱离岗位以防意外。

（7）为了确保灭菌效果，应定期检查灭菌的效能。常用方法是将硫黄粉末（熔点为 115 ℃）或苯甲酸（熔点为 120 ℃）置于试管内，然后进行灭菌试验，如上述物质熔化，即说明高压蒸汽灭菌器内温度已达要求，灭菌的效果是可靠的。

二、煮沸对微生物的影响

【原理】

在 1 个标准大气压下，水的煮沸温度为 100 ℃。一般细菌的繁殖体煮沸 5 min 能被杀死，细菌芽孢常需煮沸 1～2 h 才被杀灭。煮沸加热法常用于食具、刀剪、注射器等消毒。水中加入 2 %碳酸钠，既可将沸点提高到 105 ℃，促进芽孢的杀灭，又可防止金属器皿生锈。

【材料】

（1）大肠埃希菌肉汤培养物、枯草杆菌肉汤培养物。

（2）肉汤培养基。

（3）温度计、100 ℃水浴箱等。

【方法】

（1）用接种环将大肠埃希菌接种于肉汤培养基中，接种 2 管，同样，将枯草杆菌接种于另外 2 管肉汤培养基管中。

（2）取已接种有大肠埃希菌、枯草杆菌的肉汤管各 1 管放入盛有热水的烧杯中，继续加热至沸点，维持 5 min 取出，放冷水冷却，并做好标记。另外 2 管接种有大肠埃希菌、枯草杆菌的肉汤管不加热，作为对照。

（3）将各管置 37 ℃培养 18～24 h，观察结果。

三、干热灭菌法灭菌效果的检测

【原理】

物质在干燥空气中加热达到杀灭细菌的方法。干热是指相对湿度在20%以下的高热。干热灭菌是由空气导热，传热效果较慢。一般繁殖体在干热80~100 ℃中经1 h可以被杀死，芽孢需160~170 ℃经2 h方可被杀死。

【方法】

待灭菌的物品充分干燥，包装好后，将其置烤箱内，闭门通电，待温度上升至160~170 ℃后，保持2 h即可。

【应用】

凡耐高温而且需要干燥的物品如玻璃器材、纤维制品、固体试剂、金属器械等（手术器械及针头例外），以及若干湿热不易穿透的物质如甘油、液体石蜡、脂肪油等均可用此法灭菌。

【注意事项】

（1）待灭菌的玻璃器材必须充分干燥，否则耗电过多，灭菌时间长，且玻璃器材有破裂的危险。灭菌温度不要超过180 ℃，否则棉花及纸将被烧焦。

（2）灭菌后必须等箱内温度下降至与外界温度差不多时，方可打开箱门，否则冷空气突然进入，玻璃器材极易破裂，且有引起纸和棉花起火的危险。另外箱内的热空气溢出，易导致操作者皮肤灼伤。

（3）箱内物品放置不宜过紧，否则灭菌效果下降，且易引起危险。

（4）为了确保灭菌效果，应定期检查灭菌的效能。常用方法是用枯草杆菌黑色变种芽孢（ATCC 9372）株，将其置于试管内，进行灭菌试验后，置36 ℃±1 ℃培养48 h，如无菌生长即说明灭菌的效果是可靠的。

四、滤过除菌的效果检测

【原理】

滤过除菌法是用物理阻留的方法将液体或空气中的细菌除去，以达到无菌目的。所用的器具是滤菌器。目前常用的滤菌器是滤膜滤菌器，滤膜上有0.22 μm孔径的微细小孔，只允许液体或气体通过，而大于孔径的细菌等颗粒不能通过。

【材料】

（1）待滤的血清肉汤（烧瓶分装、有菌）。

（2）肉汤管。

（3）滤器（已灭菌）和过滤装置、无菌刻度吸管和试管等。

【方法】

（1）无菌取一环待滤血清肉汤接种于肉汤管内。

（2）将烧瓶中的血清肉汤倒入滤斗，启动抽气机，减压抽滤。滤毕，关闭抽气机。迅速以无菌刻度吸管吸取瓶中滤液，移置于无菌试管中。

（3）从无菌试管中无菌取一环滤液接种于另 1 管肉汤。

（4）将 2 管肉汤置 37 ℃培养 18～24 h。

（5）结果是接种待滤血清肉汤的管呈混浊，接种已滤血清肉汤的管澄清。

【应用】

滤过除菌主要用于一些不耐高温的血清、毒素、抗生素以及空气等的除菌，但滤过不能除去病毒、支原体和 L 型细菌。

【注意事项】

滤过除菌应在无菌环境下进行操作。相关的设备、包装容器、塞子及其他物品应采用适当的方法进行灭菌，并防止再污染。

【思考题】

（1）当一种物品既可以用干热灭菌法处理，也可以用湿热灭菌法处理时，消毒灭菌时应优先选用哪类方法？为什么？

（2）应用高压蒸汽灭菌器灭菌物品时，为什么要先排冷空气？

实验三十一　　化学因素对细菌的影响

许多化学物品能使细菌菌体蛋白变性，影响代谢中某些重要酶的活力或损毁细胞膜等，导致细菌生长繁殖停止，甚至死亡。有些化学物品已广泛地应用于消毒与防腐。

影响消毒剂杀灭细菌效能的因素颇多，与消毒剂的种类、性质、浓度，细菌的种类、数量、有无芽孢及两者接触时间的长短、温度高低、环境中是否有有机物质存在等都有关系。

一、碘酒、酒精对皮肤表面细菌的影响

【原理】

碘与菌体蛋白中的氨基结合导致蛋白质变性沉淀。酒精破坏细菌胞膜中的脂类，并使菌体蛋白质变性。主要用于皮肤消毒和浸泡体温计等。

【材料】

（1）2%碘酒、75%乙醇、无菌棉签。

（2）普通琼脂平板。

【方法】

（1）将琼脂平板底面用记号笔划分为两半，分别注明"消毒前"与"消毒后"。

（2）将任一手指在注明"消毒前"的培养基表面，轻轻地来回涂抹；然后将此手指用2%碘酒或75%乙醇作皮肤消毒，待干后，再在注明"消毒后"的培养基表面上轻轻涂抹。

(3)将平板置 37 ℃温箱中培养 24 h，观察结果。

【注意事项】

实验过程应严格无菌操作。

二、过氧乙酸灭菌效果的检测

【原理】

过氧乙酸为强氧化剂，易溶于水，依靠其氧化能力，可与酶蛋白中的-SH 基结合，转变为-S-S-基，导致酶活性的丧失。对细菌繁殖体和芽孢、真菌、病毒等都有杀灭作用，应用广泛。

【材料】

（1）大肠埃希菌肉汤 18～24 h 培养物、枯草杆菌肉汤 24～48 h 培养物。

（2）肉汤培养基。

（3）0.5%过氧乙酸管、生理盐水管、吸管等。

【方法】

（1）以吸管吸取大肠埃希菌菌液 0.2 mL，将 0.1 mL 加于 0.5 %过氧乙酸管，另 0.1 mL 加至生理盐水管，混匀。同法加枯草杆菌菌液至另一 0.5 %过氧乙酸管及生理盐水管中。滴加菌液时，应直接滴入消毒剂内，勿使部分菌液悬挂在管壁而未与药液接触。

（2）分别经 5 min、10 min、20 min 及 40 min 作用后，自加有不同细菌的过氧乙酸管内各取一接种环液体接种至肉汤培养基内。在 40 min 时，从生理盐水管取一接种环液体接种至肉汤培养基中。

（3）将全部 10 支接种过的肉汤管放 37 ℃孵育 24 h，观察杀菌情况。

【注意事项】

（1）过氧乙酸稳定性差，稀释液只能存放 3 d。

（2）过氧乙酸有刺激性与腐蚀性，不适宜用于金属器具的消毒。

（3）过氧乙酸易燃烧，应注意安全。

【思考题】

（1）应用酒精消毒物品时，为什么采用 75 %的浓度？

（2）除本实验用到的化学消毒剂外，你还了解哪些化学消毒剂？其应用情况如何？

实验三十二　细菌对药物的敏感性试验

一、琼脂扩散法

【原理】

本试验所用的方法为 Kirby-Bauer（K-B）法，即常用的纸片法。其原理是将干燥的浸有一定浓度抗菌药物的滤纸片放在已接种一定量某种细菌的琼脂平板上，药物扩散并在琼脂平板上形成一定浓度梯度的含药区。经培养后，可在纸片周围出现一定大小的无细菌生长区域，称抑菌环。测量抑菌环的大小，即可判定该细菌对某种药物的敏感程度。

【材料】

（1）普通琼脂平板培养基。

（2）金黄色葡萄球菌分离培养物、大肠埃希菌分离培养物。

（3）药物纸片、酒精、镊子。

【方法与结果】

（1）按无菌操作法用接种环从分离培养平板上已选好的菌落蘸取细菌，反复交叉密涂于平板培养基上，以便生长出均匀的菌苔（注意不要划破培养基）。

（2）将镊子灼烧灭菌后，取药物纸片按图贴于平板培养基表面，并轻轻按压贴紧（注意：每取一药物纸片前，均需将镊子灼烧灭菌）。

（3）做好标记，放 37 ℃温箱培养过夜，培养 18～24 h 后观察结果。

（4）观察纸片周围有无抑菌环，并测其直径大小。根据抑菌环直径大小，最终判断细菌对抗菌药物的敏感程度，并记录和报告结果，见图3-9。

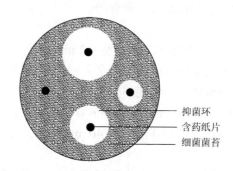

抑菌环
含药纸片
细菌菌苔

图3-9　细菌对抗生素的敏感试验（纸片法）

判定标准：实验条件不同判定标准可有所不同。一般抑菌环直径在 15 mm 以上者为高度敏感，10～15 mm 为中度敏感，10 mm 以下为低度敏感，无抑菌环者为耐药。

附：药物纸片的制备

取普通滤纸用打洞机打成直径 6 mm 的圆形纸片，浸于一定浓度的抗生素中。每枚纸片的药物含量：青霉素 1 U，其他抗生素 10 μg，磺胺 100 μg。

二、稀释法

培养基内抗生素的含量按几何级数稀释并接种适量的细菌，经孵育后，定量测定抗菌药物抑制或杀死试验菌的最低抑菌浓度（minimal inhibitorg concentration，MIC）或最低杀菌浓度（minimum bactericidal concentration，MBC）。稀释法所获得的结果比较准确，常被用作校正其他方法的标准。稀释法有试管稀释法、琼脂稀释法、微量稀释法及自动化稀释法等。这里重点介绍试管稀释法、琼脂稀释法。

（一）试管稀释法

【原理】

以水解酪蛋白（M-H）液体培养基将抗生素作不同浓度的稀释，然后接种待检细菌，定量测定抗菌药物抑制或杀死该菌的 MIC 或 MBC。

【材料】

（1）金黄色葡萄球菌菌液（10^5 CFU/mL）。

（2）MH 肉汤（去脂肪筋膜牛肉 300 g 绞碎，加蒸馏水 1 000 mL，制成牛肉浸液。将可溶性淀粉 1.5 g、水解酪蛋白 17.5 g 加入牛肉浸液内，加热熔化后调 pH 至 7.4，（1.05 kgf/cm^2，121.3 ℃）高压灭菌 15 min 备用）。

（3）100 U/mL 的青霉素钾盐。

【方法与结果】

（1）取无菌小试管 10 支排于试管架，于第一管加入 MH 肉汤 1.9 mL，2～10 管各加 1 mL。

（2）于第一管加入稀释好的 100 U/mL 的青霉素钾盐 0.1 mL，混匀后取 1 mL 加入第 2 管，依次倍比稀释，自第 9 管吸出 1 mL 弃去，第 10 管为对照管，见表 3-2。

表 3-2 试管稀释法操作

试剂	试管1	试管2	试管3	试管4	试管5	试管6	试管7	试管8	试管9	试管10
肉汤培养基/mL	1.9	1.0	1.0	1.0	1.0	1.0	1.0	1.0	1.0	1.0
青霉素液/mL	0.1	1.0	1.0	1.0	1.0	1.0	1.0	1.0	1.0	弃去青
霉素浓度/(U/mL)	5.00	2.50	1.25	0.63	0.32	0.16	0.08	0.04	0.02	0.00
稀释菌液/mL	0.05	0.05	0.05	0.05	0.05	0.05	0.05	0.05	0.05	0.05

摇匀，37℃培养24h，观察结果

（3）将各管中加入已校正浓度的金黄色葡萄球菌菌液（10^5 CFU/mL）0.05 mL，混匀后置 37 ℃培养 18 h，观察结果。

（4）确定无细菌生长的药物最高稀释管，该管的浓度即为青霉素对金黄色葡萄球菌的 MIC。

（二）琼脂稀释法

【原理】

琼脂稀释法是将不同浓度的抗菌药物，分别加入熔化并冷至 45 ℃的定量琼脂培养基中，混匀，制成无菌平板，即为所含药物浓度递减的培养基。接种幼龄菌于该培养基上，经培养后观察试验菌的生长情况，抑制细菌生长的最低药物浓度为该抗生素对该菌的最低抑菌浓度。

【材料】

（1）金黄色葡萄球菌菌液（10^8 CFU / mL）。

（2）水解酪蛋白琼脂（Mueller-Hinton agar，MHA）培养基（M-H 肉汤 1 000 mL，调

pH 值至 7.4 后，加 17 g 琼脂，分装后（1.05kgf/cm^2，121.3℃）高压灭菌 15 min 备用）。

（3）抗菌药物原液（1 280 μg/mL）。

（4）麦氏比浊管（校正待检菌浓度用）。

【方法与结果】

（1）将药液倍比稀释至 15 个不同浓度，用 15 个无菌 90 mm 平皿分别加各个浓度的抗生素 2 mL 于其中，再加入 45 ℃ MHA 18 mL，充分混匀，冷却凝固（接种前平板必须相当干燥）。

（2）取已校正浓度的待检菌液（10^8 CFU/mL）接种于含药琼脂的表面，操作时从最低浓度的琼脂种起，每滴约 2 μL 菌液，每一接种点的液滴直径为 5～8 mm，注意勿使其移动，待接种点干燥后，再将平板翻转，置 37 ℃ 孵箱内孵育 16～24 h 观察结果。

（3）不出现菌落的琼脂平板上的最低药物浓度为其最低抑菌浓度。结果可用药物的浓度报告。若超过抑菌终点仍有数个明显菌落，应考虑试验菌的纯度而予以复试，如仅为单个菌落，可予以忽略。

判定时应注意：①薄雾状生长不算；②小于 5 个菌落不算；③若在数个平板上呈拖尾或跳管生长等现象，应该重做。

【注意事项】

（1）在纸片法中，细菌接种量应适宜，接种量越多，则抑菌环越小，反之则越大。最适宜菌量以能分辨出明显单菌落存在又能看出明显的抑菌环为止。

（2）培养基的成分、pH 值应固定，培养基越厚越硬，则药物扩散得越慢，抑菌环越小，反之，则抑菌环越大。

【思考题】

（1）观察试管稀释法的结果时，如果第 10 管（对照管）出现无菌生长现象，其原因可能是什么？

（2）请根据本实验内容，设计一个检测"金黄色葡萄球菌对黄连液敏感性的实验"的方案。

第四章 细菌学各论实验

实验三十三 病原性球菌的形态、染色性及培养特性

病原性球菌包括葡萄球菌、链球菌、肺炎链球菌、脑膜炎奈瑟菌及淋病奈瑟菌等易引起化脓性感染的球菌。根据其形态、染色性及培养特性的各自特点可以进行鉴别。

【材料】

（1）金黄色葡萄球菌、表皮葡萄球菌、腐生葡萄球菌、甲型溶血性链球菌、乙型溶血性链球菌、肺炎链球菌、淋病奈瑟菌等培养物。

（2）革兰染色液一套。

（3）普通琼脂平板、血平板。

（4）玻片、酒精灯、接种环等。

【方法与结果】

1. 形态与染色性观察 取金黄色葡萄球菌、乙型溶血性链球菌、肺炎链球菌、淋病奈瑟菌培养物做涂片、干燥、固定后进行革兰染色，显微镜下观察其细菌的形态、染色性与排列方式。金黄色葡萄球菌、乙型溶血性链球菌、肺炎链球菌为革兰阳性菌，显微镜下呈蓝色。淋病奈瑟菌为革兰阴性菌，显微镜下呈红色。葡萄球菌呈不规则排列，似葡萄状；乙型溶血性链球菌呈链状排列；肺炎链球菌呈双排列，菌体呈矛头状；淋病奈瑟菌呈双排列，形似双肾，坦面相邻。

2. 培养特性观察 将金黄色葡萄球菌、表皮葡萄球菌、腐生葡萄球菌分别接种于普通琼脂平板、血平板，将甲型溶血性链球菌、乙型溶血性链球菌分别接种于血平板上，37 ℃恒温箱内培养 24 h。观察细菌在固体培养基上的生长状况，色素的产生情况及溶血现象。葡萄球菌在普通琼脂平板上生长，可见有圆形隆起的菌落，有金黄色、白色及柠檬色 3种不同颜色，金黄色葡萄球在血平板上生长时，其菌落周围可见有透明的溶血环；甲型溶血性链球菌在血平板上生长，菌落为针尖般大小，菌落周围形成草绿色溶血环；乙型溶血性链球菌在血平板上生长，菌落为针尖般大小，菌落周围有透明溶血环。

【思考题】

请分析甲型溶血性链球菌、乙型溶血性链球菌在血平板上生长时，菌落周围形成不同溶血环的原因。

实验三十四 葡萄球菌血浆凝固酶试验

【原理】

致病性葡萄球菌能产生血浆凝固酶，此酶在血浆中激活因子的作用下致血浆中的纤维

蛋白原转变为不溶性的纤维蛋白，从而使血浆凝固（呈块状或颗粒状）；而非致病性葡萄球菌不产生此酶，因此不能凝固血浆。该酶是鉴定葡萄球菌有无致病性的指标之一。此酶有两种存在形式，细胞壁上的结合形式的血浆凝固酶，常用玻片法检测，而游离形式的血浆凝固酶采用试管法检测。

一、玻片法

【材料】

（1）金黄色葡萄球菌与表皮葡萄球菌琼脂平板 16～24 h 培养物。

（2）兔血浆（可稀释成 1∶2）、载玻片、生理盐水、滴管等。

【方法与结果】

（1）取兔血浆 2 滴，分别置于玻片两端。

（2）用灭菌后的接种环取琼脂平板上的金黄色葡萄球菌与表皮葡萄球菌培养物分别与兔血浆充分研磨混匀后观察结果。

（3）表皮葡萄球菌与兔血浆混合物呈均匀混浊状，为血浆凝固酶阴性；而金黄色葡萄球菌与兔血浆的混合物呈块状或颗粒状凝固现象，为血浆凝固酶阳性。

二、试管法

【材料】

（1）表皮葡萄球菌与金黄色葡萄球菌的肉汤培养物。

（2）兔血浆（可稀释成 1∶4）。

（3）小试管、吸管等。

【方法结果】

（1）取试管 2 支，分别用吸管取 0.5 mL 兔血浆加入管中。

（2）分别取 0.5 mL 表皮葡萄球菌与金黄色葡萄球菌菌液加入 2 个试管中。

（3）摇匀后置 37 ℃水浴半小时，取出试管，观察有无凝固现象。

（4）将试管倾斜时液体不流动，呈乳胶状者为阳性；将试管倾斜时液体呈流动状，无凝固现象者为阴性。

【思考题】

结合形式的血浆凝固酶与游离形式的血浆凝固酶其作用有何不同？

实验三十五　抗链球菌溶血素 O 试验——溶血法

【原理】

链球菌溶血素 O（一种蛋白质）是 A 族溶血性链球菌的代谢产物之一，能溶解兔或人的红细胞。不耐热，怕氧，如与空气接触，O_2 能使溶血素 O 上的-SH 基氧化成-S-S-基，从而失去溶血活力。在试验中可借还原剂的作用，将-S-S-基再还原成-SH 基，使其重新激活而恢复溶血活力。人感染溶血性链球菌后 2～3 周产生相应的抗链球菌溶血素 O 抗体（ASO），此抗体能抑制（中和）溶血素 O 的溶血活力。因此，利用一定量溶血素 O 可以测定患者血清中相应抗体的水平（效价），作为风湿热等疾病临床诊断的参考。

【材料】

（1）病人血清。

（2）溶血素 O 及还原剂片剂（按说明配制）。

（3）1%兔红细胞或 1%人红细胞。

（4）pH 6.5 的磷酸盐缓冲液（PBS）。

（5）试管、吸管等。

【方法与结果】

（1）取一小瓶，加入病人血清 0.01 mL，再加入 PBS 液 4.99 mL，使成 1∶500 稀释。吸取该稀释后的病人血清，放入第 1 管 0.4 mL、第 2 管 0.3 mL、第 3 管 0.2 mL。

（2）再加入 PBS 液，第 1 管 0.1 mL、第 2 管 0.2 mL、第 3 管 0.3 mL。这样 3 管血清稀释度依次为 1∶625、1∶833、1∶1 250。

（3）取溶血素 O 及还原剂各 1 片，置 1 小瓶内，加 PBS 液 1 mL，放 37 ℃水浴 10 min，然后按说明书中要求的溶血素 O 的效价，补足 PBS 液，即成激活的溶血素 O。激活的溶血素 O 应在 10～15 min 内使用完毕。

（4）3 支试管中分别加入激活溶菌素 O 0.25 mL，混匀后放 37 ℃水浴 15 min。

（5）3 支试管内再分别加入 0.25 mL 1%兔或人红细胞（用前将细胞摇匀），再放入 37 ℃水浴 45 min，取出观察结果，见表 4-1。

表 4-1　抗链球菌溶血素 O 抗体测定的操作方法

项目	试管 1	试管 2	试管 3
1∶500 稀释病人血清/mL	0.4	0.3	0.2
pH 6.5 PBS/mL	0.1	0.2	0.3
稀释倍数	1∶625	1∶833	1∶1 250
激活溶血素 O/mL	0.25	0.25	0.25
混匀放 37 ℃水浴 15 min			
1%兔红细胞/mL	0.25	0.25	0.25
混匀放 37 ℃水浴 45 min			

在进行上述实验同时，用已知的阳性和阴性血清做对照。

（6）先观察阳性血清和阴性血清对照是否正确。然后轻轻取出实验管（勿摇动），对光观察。溶血者为阴性，不溶血者为阳性。血清最高稀释度完全不溶血者，即为抗 O 效价。

【注意事项】

红细胞悬液在使用前一定要摇匀，否则影响结果的观察。

【思考题】

为什么测定 ASO 可以作为风湿热等疾病临床诊断的参考？

实验三十六 抗链球菌溶血素 O 试验——胶乳凝集法

【原理】

人类感染溶血性链球菌经 2～3 周后机体可产生相应抗溶血性链球菌溶血素 O 的抗体（antistreptolysin O，ASO），并保持多年不消失。该抗体可与吸附有溶血素 O 的胶乳产生间接凝集反应，可间接测定血清中有无 ASO 及其含量。当 ASO 效价大于或等于 500 U 时，结合临床症状可作为链球菌感染及相关疾病的辅助诊断指标。

【材料】

（1）溶血素 O 溶液、病人血清。

（2）ASO 胶乳凝集法检测试剂 1 套。

（3）反应板：背面涂以黑漆的玻璃板、滴管。

【方法与结果】

（1）血清标本用生理盐水做 1∶50、1∶80、1∶100 稀释，56 ℃灭活 30 min（或 60 ℃灭活 3 min）。

（2）于反应板上分别滴加稀释灭活血清和阳性、阴性质量控制血清各 1 滴，然后再各滴加溶血素 O 溶液 1 滴，轻轻摇动 2 min，混匀后分布于方格内。

（3）滴加 ASO 胶乳试剂各 1 滴，轻摇 8 min（室温为 20 ℃），观察结果。

（4）将反应板平放在实验桌上，有清晰凝集者为阳性，不出现清晰凝集者为阴性。

【注意事项】

（1）做 ASO 胶乳凝集试验时，加入 ASO 胶乳后轻摇至规定的时间应立即记录结果，超过规定时间出现的凝集不作为阳性结果报告。

（2）胶乳试剂不可冻存，应放入 4 ℃冰箱中，用前摇匀。

（3）当室温低于 10 ℃时，加胶乳试剂时应延长 1 min 的反应时间。

【思考题】

比较分析溶血法与胶乳凝集法检测抗链球菌溶血素 O 抗体原理。

实验三十七 肺炎链球菌胆汁溶菌试验

【原理】

肺炎链球菌产生自溶酶，可使细菌本身溶解。自溶酶可被胆汁（或胆酸盐）或其他表面活性物质激活而加速菌体的自溶，使细菌在短时间内溶解，液体变清。由于甲型溶血性链球菌不具有这种特性，所以也可以借此试验鉴别肺炎链球菌和甲型溶血性链球菌。

【材料】

（1）肺炎链球菌血清肉汤培养物。

（2）胆汁或 10 %胆酸盐溶液、生理盐水。

（3）吸管、试管等。

【方法与结果】

（1）按表 4-2 加入各试剂。

表 4-2　胆汁溶菌试验操作方法

试剂	1（试验管）	2（对照管）
肺炎链球菌培养物/mL	0.4	0.4
胆汁或 10%胆盐/mL	0.1	—
盐水/mL	—	0.1
摇匀后放 37 ℃水浴箱或 37 ℃孵箱内作用 30 min		
结果	阳性	阴性

（2）胆汁溶菌试验中，肺炎链球菌应为阳性，实验管内的培养物由混浊变澄清。对照管内的培养物则一直保持均匀混浊现象。

【注意事项】

（1）去氧胆酸钠在酸性环境下易沉淀，故菌液应是弱碱性。

（2）粗糙型或死的肺炎球菌可以不表现出胆溶现象。

【思考题】

请根据本实验内容，设计一个鉴别"肺炎链球菌和甲型溶血性链球菌"的胆汁溶菌实验。

实验三十八　淋病奈瑟菌氧化酶试验

【原理】

氧化酶又称细胞色素氧化酶，是细胞色素呼吸酶系统的酶。具有氧化酶的细菌，首先使细胞色素 c 氧化，再由氧化型细胞色素 c 将盐酸二甲基对苯胺或四甲基对苯二胺氧化，生成红色的醌类化合物。

【材料】

（1）氧化酶试剂（10 g/L 四甲基对苯二胺或 10 g/L 盐酸二甲基对苯胺水溶液），淋病奈瑟菌平板培养物。

（2）滤纸条、接种环、滴管、酒精灯等。

【方法与结果】

1. 纸片法　取洁净滤纸一条，蘸取少许被测菌落，并滴加氧化酶试剂 1 滴。阳性者立即呈粉红色，并于 5～10 s 内呈现深紫色，阴性不变色。

2. 平板法　将氧化酶试剂直接滴加到被测细菌的菌落上，菌落呈粉红色者为阳性，并且颜色不断变深，直至呈紫黑色。

【注意事项】

（1）氧化酶试剂配好后盛于棕色密闭的瓶中，于 4 ℃下可保存 1～2 周，若变为深蓝色时，即不可使用。

（2）本试验为淋病奈瑟菌的鉴定方法之一。

【思考题】

氧化酶试剂配好后为什么要盛于棕色密闭的瓶中，并于 4 ℃下保存？

实验三十九　肠道杆菌的形态、染色性与培养特性

肠道杆菌的形态和染色性非常相似，而其酶系统与抗原性的区别较大。因此，生化试验与血清凝集反应就成为其重要鉴别手段。临床常通过不同的鉴别培养来区别肠道致病菌与非致病菌。鉴别培养基里除了含有细菌生长所需营养物质外，还含有选择性抑菌剂与指示剂，可以选择性抑制某种细菌的生长。利用细菌的某些生化特性，观察培养过程中细菌对某种物质的分解利用而带来的指示剂的变化，可对肠道杆菌进行初步鉴定。

【材料】

（1）大肠埃希菌、痢疾志贺菌和伤寒沙门菌的菌液与革兰染色标本片。

（2）沙门-志贺氏琼脂（Salmonella-Shigella agar）又称 SS 琼脂平板、伊红-亚甲蓝琼脂平板、双糖铁培养基。

3. 显微镜、香柏油等。

【方法与结果】

1. 形态与染色性观察　3 种细菌标本片在镜下观察，其形态与染色性无明显差异，均呈红色杆菌，即革兰阴性杆菌。

2. 培养特性观察

1）分离培养及菌落观察

（1）用接种环挑取少量标本，以划线法接种于 SS 琼脂平板或伊红-亚甲蓝琼脂平板上，进行分离培养。

（2）置 37 ℃培养 18～24 h，观察平板上所生长的菌落，依据其大小、透明度和颜色等特点，初步识别致病菌和非致病菌菌落。

（3）大肠埃希菌、伤寒沙门菌和痢疾志贺菌在 SS 琼脂平板与伊红-亚甲蓝琼脂平板上的菌落特征，见表4-3。

表 4-3　3 种肠道杆菌在不同平板上的菌落特征

培养基	大肠埃希菌	伤寒沙门菌	痢疾志贺菌
SS 琼脂平板	圆形、较大、突起、湿润、光滑、不透明、红色菌落	圆形、较小、稍突起、湿润、光滑无色或淡黄色、透明	菌落同伤寒沙门菌
伊红-亚甲蓝琼脂平板	圆形、较大、光滑、呈紫黑色，有金属光泽菌落	圆形、较小、稍突起、湿润、光滑无色或淡黄色、透明	菌落同伤寒沙门菌

2）双糖铁试验

（1）用穿刺接种法将大肠埃希菌、痢疾志贺菌、伤寒沙门菌分别接种于双糖铁培养基，37 ℃培养 18～24 h 后观察结果。

（2）双糖铁培养基上下层变黄提示该菌对两种糖均分解产酸，以"＋"表示；如某层变黄并可见气泡，表示该菌对某糖分解后既产酸又产气，以"⊕"表示；如培养基中出现黑色沉淀，表示该菌能产 H_2S，以"＋"表示；如培养基下层穿刺接种线变模糊，表示该菌有动力，以"＋"表示；如上下层培养基没有改变，且下层穿刺接种线清晰，则为阴性以"－"表示，见表4-4。

表4-4 常见肠道菌的双糖铁试验结果

菌种	乳糖	葡萄糖	动力	产 H_2S
大肠埃希菌	⊕	⊕	－	－/＋
伤寒沙门菌	－	＋	＋	＋
痢疾志贺菌	－	＋	－	－

附：肠道杆菌常用检测鉴定培养基的制备

1. SS 琼脂平板

（1）成分如下。

蛋白胨	5 g
乳糖	10 g
胆盐	8.5～10 g
枸橼酸钠	8.5～13 g
硫代硫酸钠	8.5～10 g
枸橼酸铁	0.5 g
牛肉膏	5 g
琼脂	17～20 g
0.5%中性红水溶液	4.5 mL
0.1%煌绿溶液	0.33 mL
蒸馏水	1 000 mL

（2）制备方法。除中性红和煌绿溶液外，其他成分煮沸溶解。矫正 pH 至 7.2。然后加入中性红和煌绿，充分混匀，再在火焰上煮沸 1～2 次，以牛皮纸包好瓶口。冷却至 55 ℃左右即可倾注灭菌平皿，凝固后置冷暗处备用。

2. 伊红-亚甲蓝琼脂平板

（1）成分如下。

普通琼脂培养基（pH 7.6，无糖）	1 000 mL
20%乳糖水溶液	20 mL
2%伊红水溶液	20 mL
0.5%亚甲蓝水溶液	10 mL

（2）制备方法。将普通无糖琼脂培养基置 121.3 ℃（1.05 kgf/cm^2），30 min 熔化。待冷至 60 ℃时，按无菌操作加入已灭菌的乳糖、伊红和亚甲蓝溶液，混匀，倾注平皿。

3. 双糖铁培养基

（1）成分如下。

下层：蛋白胨水（pH 7.4）	100 mL	
琼脂	0.35～0.4 g	
0.2%酚红液	1.20 mL	
10%葡萄糖液	2 mL	
上层：蛋白胨水（pH 7.4）	100 mL	
琼脂	1.5 g	
硫代硫酸钠	0.03 g	
硫酸亚铁铵	0.02 g	
0.2%酚红液	1.20 mL	
20%乳糖	5 mL	

（2）制备方法。

将上层和下层除糖以外的各成分分别装于两个三角瓶中，标明记号，于 115.6 ℃（0.70 kgf/cm^2），20 min 灭菌。取出后待冷至 60 ℃左右，于下层液中加 10 %葡萄糖 2 mL，上层液中加 20 % 乳糖 5 mL。两瓶均置 56 ℃水浴中。下层液中加葡萄糖后，趁热以 2 mL 量分装试管，加上棉塞。直立于冷水中使其凝固。下层液充分凝固后，以 2 mL 量将上层液以无菌操作分装于下层的上面，摆成斜面。

【思考题】

简述应用 SS 琼脂平板或麦康凯琼脂平板区别肠道致病菌与非致病菌的原理。

实验四十　粪标本中致病性肠道杆菌的分离与鉴定

人的肠道中存在着许多种细菌，正常情况下大多对人体有益无害，保持着肠道内的微生态平衡，故称为正常菌群。少数肠道杆菌具有致病性，能引起人和动物疾病。粪标本中致病性肠道杆菌的分离与鉴定对消化道的炎症、出血等疾病的诊断具有重要意义。

【材料】

（1）SS 琼脂平板、麦康凯琼脂平板、伊红-亚甲蓝琼脂（eosin-methylene biue agar，EMB agar）又称 EMB 琼脂平板、双糖铁培养基。

（2）新鲜粪便标本、接种环、生理盐水、酒精灯、玻片、染液、培养箱等。

【方法与结果】

（1）以接种环取粪标本的黏液部分或脓血部分混悬于滴有 1 滴生理盐水的载玻片上，涂成薄片，厚度能透视纸上字迹为宜，加盖玻片，观察鉴定其形态、排列与结构。

（2）取粪便标本直接在 SS 琼脂平板、麦康凯琼脂平板或 EMB 琼脂平板上划线分离培养（接种方法见细菌人工培养）。

（3）经 37 ℃培养 18～24 h。

（4）EMB、SS 琼脂平板上挑选小、圆形、湿润菌落。致病性肠道杆菌在 EMB 琼脂平板上为无色或淡红色，在 SS 琼脂平板上为无色或淡黄色菌落。

（5）每个菌落分别接种于一支双糖含铁培养基，37 ℃培养 24 h。

（6）观察并记录结果。常见肠道杆菌在 SS 琼脂平板与 EMB 琼脂平板上菌落特征和双糖铁试验结果见实验三十九。

（7）根据初步鉴定结果，用血清学试验、单糖发酵试验等生化反应鉴定。并做药物敏感试验，以指导临床用药，见图 4-1。

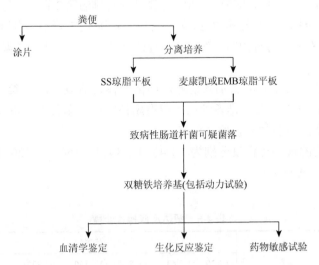

图 4-1　粪标本中致病性肠道杆菌分离与鉴定的操作流程

【注意事项】

（1）细菌培养标本应在无菌不吸水的容器中留取。

（2）粪便必须新鲜。

（3）检查后标本应及时处理，如容器为纸类物质，应焚烧，如为瓷器、玻璃等器皿，应用消毒液（如过氧乙酸、煤酚皂液等）处理 24 h，再倾入指定垃圾箱。

【思考题】

分离与鉴定致病性肠道杆菌时，为什么要采取黏液部分或脓血部分的粪标本？

实验四十一　伤寒和副伤寒的血清学检查（肥达反应）

【原理】

用已知的伤寒杆菌“O”“H”抗原和甲、乙型副伤寒杆菌“H”抗原和病人血清作定量凝集反应，以检查病人血清中有无相应抗体出现及其效价，以协助伤寒和副伤寒的临床诊断。

【材料】

（1）可疑伤寒或副伤寒病人血清。

（2）伤寒沙门菌“O”抗原、伤寒沙门菌“H”抗原。

（3）甲型副伤寒沙门菌“H”抗原、乙型副伤寒沙门菌“H”抗原。

（4）生理盐水、小试管、1 mL 吸管。

【方法与结果】

（1）将小试管排成四排，每排 7 支，并于每排第 1 管上注明号码。

（2）稀释血清。先在大试管中加入生理盐水 3.8 mL 与病人血清 0.2 mL 混合后即成 1∶20，将此稀释血清加入各排的第 1 管中，每管 0.5 mL。大试管中余下 2 mL 稀释血清，再加入生理盐水 2 mL，混合后，即成 1∶40，分别注入各排的第 2 管中，每管 0.5 mL。如此类推进行倍比稀释，分别注入各排第 3 到第 6 管中，各排第 7 管不加血清，只加入生理盐水 0.5 mL，作为阴性对照。每排的第 1 管到第 6 管稀释度各为 1∶20、1∶40、1∶80、1∶160、1∶320、1∶640。

（3）加入菌液。第 1 排各管加入伤寒沙门菌菌体抗原 0.5 mL；第 2 排各管加入伤寒沙门菌鞭毛抗原 0.5 mL；第 3 排各管加入甲型副伤寒沙门菌鞭毛抗原 0.5 mL；第 4 排各管加入乙型副伤寒沙门菌鞭毛抗原 0.5 mL。

这样各管血清的最终稀释度分别为 1∶40、1∶80、1∶160、1∶320、1∶640、1∶1 280，总量均为 1.0 mL，见表 4-5。

表 4-5　肥达反应操作步骤

抗原	血清稀释度						生理盐水对照管/mL
	1∶20	1∶40	1∶80	1∶160	1∶320	1∶640	
第 1 排：伤寒沙门菌菌体抗原/mL	0.5	0.5	0.5	0.5	0.5	0.5	0.5
第 2 排：伤寒沙门菌鞭毛抗原/mL	0.5	0.5	0.5	0.5	0.5	0.5	0.5
第 3 排：甲型副伤寒沙门菌鞭毛抗原/mL	0.5	0.5	0.5	0.5	0.5	0.5	0.5
第 4 排：乙型副伤寒沙门菌鞭毛抗原/mL	0.5	0.5	0.5	0.5	0.5	0.5	0.5
血清最终稀释度	1∶40	1∶80	1∶160	1∶320	1∶640	1∶1 280	—

（4）振荡数次。置 37 ℃孵箱中 18～24 h，取出后观察并记录结果。

（5）结果观察。先观察对照管，正确结果应无凝集现象；再观察各试验管的凝集情况，根据反应的强弱，分别以＋＋＋＋、＋＋＋、＋＋、＋、－符号记录。

＋＋＋＋：上层液澄清，细菌凝集全部沉于管底。

＋＋＋：上层液轻度混浊，细菌大部分凝集，沉于管底。

＋＋：上层液中等混浊，管底有明显的凝集物。

＋：上层液体混浊，管底仅有少量凝集物。

－：管内液体与对照管相同，呈均匀混浊，无凝集出现。

以能出现"＋＋"凝集现象的血清最高稀释度为该血清的凝集效价。

【注意事项】

（1）采血时间不同，肥达反应阳性率不同，发病第 1 周阳性率约为 50%，第 2 周约为 80%，第 4 周约 90% 以上，恢复期效价最高，以后逐渐下降，以至转阴。

（2）在伤寒患者中，约有 10% 的患者肥达反应为阴性，故阴性结果不能排除伤寒的可能。

（3）曾接种过伤寒、副伤寒菌疫苗者，血清中有凝集素。

【思考题】

为什么肥达反应可以用于伤寒、副伤寒的辅助诊断？

实验四十二　厌氧性细菌形态、染色性与培养特性

厌氧性细菌有厌氧芽孢梭菌和无芽孢厌氧菌。前者主要包括破伤风梭菌、产气荚膜梭菌及肉毒梭菌。破伤风梭菌与产气荚膜梭菌引起的感染临床上较易诊断，必要时取创伤内的分泌物、坏死组织等进行微生物学检验。无芽孢厌氧菌一般为条件致病菌。

【材料】

（1）破伤风梭菌、产气荚膜梭菌的革兰染色涂片或芽孢染色片。

（2）破伤风梭菌、产气荚膜梭菌在血平板上24～48 h的厌氧培养物以及肉渣培养物。

【方法与结果】

1. 破伤风梭菌　革兰染色呈阳性，散在排列，无芽孢时菌体粗大，长杆状；有芽孢时菌体顶端形成大而圆的芽孢，带芽孢的破伤风梭菌形似火柴棒或鼓槌状。在血琼脂平板培养基中，其菌落呈不规则圆形，扁平而细密，中心结实而边缘似羊齿状疏松。菌落周围有半透明或透明溶血环。破伤风梭菌在疱肉培养基内经37 ℃，72 h的培养，生长良好、液体呈均匀混浊，因其能分解蛋白质产生甲基硫醇及硫化氢，故培养基中有腐败恶臭味，同时放置数周后，肉渣变成黑色。

2. 产气荚膜梭菌　革兰染色呈阳性，菌体短粗呈散在或短链状排列，椭圆形芽孢位于菌体中央或次级端，其菌体两端圆钝。其芽孢通常不易见到，须在无糖培养基中才能形成。在血平板培养物上可见菌落呈中等大小，灰白色，湿润，凸起，边缘整齐光滑，菌落周围可见较宽的双溶血环。产气荚膜梭菌在肉渣培养基中培养72 h生长良好，液体呈均匀混浊。由于产气荚膜梭菌能分解肉渣中的肌糖产生大量的酸和气，所以肉渣变成微红色。溴甲酚紫牛乳培养基表面上的凡士林被气体冲得很高，产生"汹涌发酵"现象。

【思考题】

厌氧性细菌为什么在有氧条件下不能生存？

实验四十三　牛奶发酵试验

【原理】

产气荚膜梭菌在牛乳培养基中生长时，能迅速分解牛奶中的乳糖产酸，将酪蛋白凝固，同时产生大量气体，冲散被凝固的酪蛋白，并将培养基表面凝固的凡士林冲散或使其显著上移，气势凶猛，称为"汹涌发酵"现象，为本菌的特点之一。

【方法与结果】

（1）用接种环分别取破伤风梭菌和产气荚膜梭菌培养物，接种于凡士林已稍加热熔化的牛奶培养基中。

（2）置于37 ℃培养24～48 h，观察结果。

（3）产气荚膜梭菌出现"汹涌发酵"现象，破伤风梭菌无此表现。

【思考题】

"汹涌发酵"现象的原理是什么？

实验四十四　破伤风痉挛毒素的毒力试验与抗毒素的中和试验

【原理】

破伤风梭菌产生的外毒素对脑干神经和脊髓前角运动神经细胞有高度的亲和力，阻止了抑制性神经元突触末端释放抑制性冲动的传递介质（甘氨酸），使正常抑制性冲动传递受阻，导致肌肉痉挛。

【材料】

小白鼠、注射器、破伤风梭菌培养液、生理盐水、破伤风抗毒素 200 U。

【方法与结果】

（1）取 3 只小白鼠，做好记号。

（2）在其中 2 只小白鼠右侧后腿根部肌肉注射破伤风梭菌培养液 0.2 mL，立即在其中一只的腹腔注射破伤风抗毒素 200 U。

（3）在另一只小鼠同一部位注射生理盐水 0.2 mL 作为对照。

（4）注射后逐日观察并记录结果，见表 4-6。

表 4-6　破伤风痉挛毒素的毒力试验与抗毒素的中和试验

白鼠编号	注射的材料	症状
1	破伤风梭菌菌液	注射侧肢出现痉挛，逐渐双侧痉挛，直至死亡
2	破伤风梭菌菌液和破伤风抗毒素 200 U	无
3	生理盐水	无

【注意事项】

（1）破伤风梭菌菌液专人管理。

（2）学生一定要在老师指导下操作。

【思考题】

简述破伤风抗毒素中和试验的原理？

实验四十五　临床标本厌氧菌的分离与鉴定

引起感染的厌氧菌种类众多。其中约 1/2 是革兰阴性无芽孢杆菌，尤以脆弱类杆菌居多，约 1/4 为无芽孢厌氧性球菌，极小部分是革兰阳性梭状芽孢杆菌属的细菌。现以脆弱类杆菌感染的腹腔脓肿为例，介绍其分离与鉴定过程。

【材料】

（1）牛心牛脑浸出液、牛心牛脑浸出液血琼脂平板、庖肉培养基、糖发酵管、蛋白胨水培养基、20%胆汁硫乙醇酸盐培养基、七叶灵培养基、明胶培养基、硝酸盐培养基。

（2）药敏纸片、无菌厌氧小瓶、无菌注射器。

（3）厌氧培养装置。

【方法与结果】

（1）常规消毒皮肤，用无菌注射器抽取脓液 2 mL，立即注入无菌厌氧小瓶内（注意勿带入空气），摇匀，迅速送检。

（2）取标本 1～2 滴，涂片革兰染色镜检。

（3）分离划线接种标本于还原牛心牛脑浸出液血琼脂平板上，同时接种 1 mL 于还原牛心牛脑浸出液液体培养基中。37 ℃厌氧培养 48 h。

（4）用放大镜仔细观察平板上菌落生长情况，并记录各种菌落的大小、形态、光滑度、色泽、溶血等性状。

（5）挑取平板上的不同菌落分别接种到预还原牛心牛脑浸出液血琼脂平板上，每种菌落各接种两个平板，分别在有氧和无氧条件下 37 ℃培养 48 h。

（6）有氧培养不生长而厌氧培养生长的细菌为专性厌氧菌，挑取该种细菌的部分菌落作涂片革兰染色镜检和触酶试验。同时将剩余的菌落转种至庖肉培养基进行增菌培养。

（7）将增菌培养的 48 h 培养物分别接种至葡萄糖、乳糖、麦芽糖、甘露醇、蔗糖、海藻糖、鼠李糖发酵管和蛋白胨水培养基、明胶培养基、硝酸盐培养基、20%胆汁硫乙醇酸盐培养基，37 ℃厌氧培养 48 h，观察结果。

（8）将增菌培养 6 h 的培养物（含 10^6～10^7 CFU）用布氏肉汤稀释 10 倍，以无菌棉签涂布于还原的牛心牛脑血琼脂平板上，再贴上青霉素、红霉素、利福平、多黏菌素、卡那霉素、万古霉素等抗生素纸片，37 ℃厌氧培养 24 h，测量平板上抑菌环直径大小。

（9）必要时可做动物接种试验，见图 4-2。

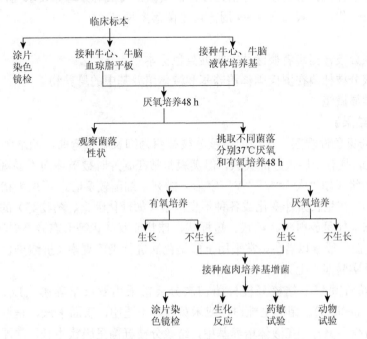

图 4-2　临床标本厌氧菌分离与鉴定的操作流程

（10）标本中分离出的专性厌氧生长的脆弱类杆菌的生物学特征为：菌落直径 1～3 mm，圆形，微凸，光滑，边缘整齐，呈灰白色不溶血。镜检见革兰染色阴性、两端圆而浓染、中间不着色的短杆菌，能分解葡萄糖、乳糖、麦芽糖和蔗糖，七叶灵水解试验、触酶试验阳性。吲哚试验和硝酸盐还原试验阴性，不液化明胶，不分解海藻糖、鼠李糖，20%胆汁能促进生长。对卡那霉素、多黏菌素、万古霉素、青霉素均耐药。

【注意事项】

（1）标本的采取必须注意避免污染正常厌氧菌群，否则无送检价值。

（2）标本保持在无氧条件下迅速送检。无菌厌氧小瓶为运送标本的一种容器，无菌小瓶内装 0.5 mL 含 0.003%刃天青（resazurin）的牛心牛脑浸出液，瓶口用橡皮塞盖严加铝盖密封，抽去瓶中空气充入 10%CO_2 和 90%N_2，于 115.6 ℃ 0.70 kgf/cm^2 灭菌 20 min。另一种常用的运送方式是注射器直接运送法，即用抽取标本的无菌注射器排尽空气，将针头插入无菌橡皮塞立即送检。

（3）本实验所用的培养基均需预还原。液体培养基用前煮沸驱氧。固体基用前 24 h 预先放入厌氧环境中。

【思考题】

临床标本中分离与鉴定的厌氧菌一定是致病菌吗？为什么？

实验四十六　结核分枝杆菌的形态、染色性及培养特性

结核分枝杆菌是分枝杆菌属的主要病原菌之一，是一类细长而略带弯曲，具有分枝状生长趋势的抗酸杆菌。结核分枝杆菌为专性需氧菌，人工培养营养要求高，生长缓慢。约 15～20 h 繁殖一代，一般需要 3～4 周方可见菌落生长。

【材料】

（1）结核分枝杆菌患者痰涂片的抗酸染色标本。

（2）结核分枝杆菌在罗氏固体培养基和液体培养基中的培养物。

（3）光学显微镜。

【方法与结果】

1. 形态与染色性观察　典型的结核分枝杆菌为细长略带弯曲、两端钝圆的杆菌，无芽孢、无鞭毛，具有一层较厚的荚膜，但荚膜常常在制片时被破坏而不易观察到。可单个存在或呈分枝状（如"人""V""Y"字形）排列。细菌较多时，可见束状、索状等排列甚至聚集成团。在生长条件变化或各种不良因素（如理化因素、药物等）的影响下，常常出现异常形态（如呈放射状、丝状、短杆状、球状或双球状等形态）。结核分枝杆菌为革兰阳性杆菌，但一般难以着色，常采用抗酸染色法进行染色观察（抗酸染色的具体操作及结果判断参见实验四十七）。

2. 培养特性观察　结核分枝杆菌初次分离常采用罗氏培养基（Lowenstein-Jensen medium，L-J medium）。菌落呈乳白色或米黄色，不透明，表面干燥，呈颗粒状、结节状或菜花状，边缘不整齐。在液体培养基中，结核分枝杆菌呈膜状生长，常浮于液体表面形

成粗糙皱纹状的黄白色菌膜，沿管壁生长，摇动试管时，菌膜沉至管底，液体培养基透明。

附：改良罗氏培养基制备

（1）成分如下。

磷酸二氢钾	2.4 g
MgSO₄·7H₂O	0.24 g
枸橼酸镁	0.6 g
天门冬素	3.6 g
中性甘油	12 mL
蒸馏水	600 mL
马铃薯粉	30 g
鸡蛋液	1 000 mL
2%孔雀绿	20 mL

（2）制备方法。将磷酸二氢钾、硫酸镁、枸橼酸镁、天门冬素、甘油及蒸馏水加入烧瓶内加热溶解。再加入马铃薯粉，继续加热 1 h，并经常摇动。冷至 56 ℃左右，加入鸡蛋液及 2%孔雀绿，充分摇匀，每管分 8～10 mL。斜置于血清凝固器中，间歇灭菌，连续 3 d，第 1 d 85 ℃，30 min，第 2 d、3 d 80 ℃，30 min。

注：培养基的 pH 为 6.8。所用鸡蛋必须新鲜，用前洗刷干净，并于 75%乙醇浸泡或擦洗后再用，分装前纱布过滤。若无天门冬素可用两倍量味精代替。

【思考题】

如何提高临床标本结核分枝杆菌的检出率？

实验四十七　结核分枝杆菌的抗酸染色法

【原理】

结核分枝杆菌细胞壁含有大量脂质和分枝菌酸，一方面使其不易被一般水溶性染料着色，另一方面初染阶段在加热条件下被石炭酸品红着色后，一定时间内不易被盐酸酒精脱色，菌体仍呈红色，而杂菌或组织细胞等经 3%盐酸酒精脱色后，再次被亚甲蓝染为蓝色。

【材料】

1. 标本　结核患者痰液。

2. 染色液　石炭酸品红染液、3%盐酸乙醇脱色液、碱性亚甲蓝复染液。

3. 其他　载玻片、酒精灯、接种环、光学显微镜等。

【方法与结果】

1. 制作涂片　用接种环将标本液于载玻片上涂成直径约 1 cm 卵圆形涂片，干燥后火焰固定。

2. 染色

（1）初染。滴加石炭酸品红染液于涂片上，盖满涂片范围。将涂片置酒精灯火焰上方慢慢加热至有蒸汽冒出，保持染色 3～5 min。以流水将涂片轻洗，洗净染色液。

（2）脱色。用 3%盐酸乙醇脱色液脱色 30～60 s，脱色时摇动玻片至无颜色脱下为止。

流水轻洗玻片。

（3）复染。滴加亚甲蓝复染液，染色 30～60 s，流水轻洗以去复染液。

3. 镜检　玻片沥干后镜检。结核分枝杆菌呈红色，细长稍弯曲，其他杂菌和细胞呈蓝色。

【注意事项】

石炭酸品红染液加温染色时要防止染液沸腾和干涸，要及时添加染液，始终保持涂片被染色液覆盖。

【思考题】

（1）抗酸染色法与革兰氏染色法有何不同？

（2）结核分枝杆菌抗酸染色后为什么是红色？

第五章 其他原核细胞型微生物实验

实验四十八 其他原核细胞型微生物的形态、染色性和培养特性

一、支原体形态、染色性和培养特性

【材料】

支原体待检标本、支原体固体培养基等。

【方法与结果】

1. 接种与培养　用无菌棉拭子蘸取支原体标本并在支原体固体培养基的平板上密集划线，置 5%CO_2，37 ℃温箱培养。注意保持湿度，以免干燥。

2. 结果观察

（1）菌落观察。支原体经 7～10 d 培养可形成细小菌落，可用显微镜低倍镜观察。支原体菌落多为中心致密凸起，四周浅薄，形似煎蛋状。经吉姆萨染色菌落呈蓝色，中间深而四周较浅。

（2）形态与染色性观察。支原体革兰染色为阴性，但不易着色，应用吉姆萨染液法染色，可染成淡紫色。支原体菌落经涂片染色后，在油镜下观察可见支原体形态呈多形性（有球形、丝状、杆状、环状、分支状及颗粒状）。

二、衣原体包涵体观察

【材料】

衣原体待检标本、含 2 500 μg/mL 链霉素的肉汤、5～8 日龄鸡胚，生理盐水等。

【方法与结果】

（1）刮取沙眼患者眼结膜上穹隆病变部位的标本，放入 2～3 mL 含 2 500 μg/mL 链霉素的肉汤中。

（2）将 0.2 mL 标本接种于 5～8 日龄鸡胚卵黄囊中，置 37 ℃温箱培养。

（3）每日观察，直至鸡胚表现垂死或死亡，取出卵黄囊，用生理盐水洗净，剪碎囊膜制成悬液。

（4）应用悬液推片，干燥后使用吉姆萨染液法染色。

（5）用油镜观察，可见鸡胚卵黄囊细胞胞浆内染成深蓝色的包涵体。在包涵体中，原体较小，始体较大。包涵体形态可有 4 种。

①散在型：呈圆形或卵圆形散在分布于胞浆中，1 个上皮细胞可有 1～3 个包涵体或更多。

②帽型：紧贴于细胞核上呈帽状。

③桑葚型：呈长梭形或椭圆形，由原体或始体堆积而成。

④填塞型：主要由原体构成，填满细胞浆，将细胞核挤压变形。

三、螺旋体形态观察

【材料】

钩端螺旋体示教片、梅毒螺旋体示教片。

【方法与结果】

1. 钩端螺旋体形态观察　钩端螺旋体液体培养物涂片，经镀银染色。在油镜下可见棕褐色的钩端螺旋体两端或一端有钩，细而密的螺旋看不太清楚，形态整齐，粗细均匀。

2. 梅毒螺旋体形态观察　先天性梅毒胎儿的肝脏组织切片，或感染家兔睾丸印片标本，经镀银染色后菌体稍增粗。在油镜下可见菌体呈棕褐色，仔细观察可见到有细密而规则的螺旋 8～14 个，形似弹簧状。

【思考题】

（1）采取支原体待检标本、衣原体待检标本时有何注意事项？

（2）用油镜观察染色涂片，如何根据螺旋体的形态特点区别钩端螺旋体与梅毒螺旋体？

实验四十九　钩端螺旋体动力检查

【原理】

暗视野显微镜与普通显微镜不同之处在于：置换了一个暗视野聚光器。暗视野聚光器中有一个黑色挡光板，使光线不能直接进入镜筒，而只能从挡光板周边缝隙折射到载玻片的标本上。当光线斜射到螺旋体上，由于螺旋体的折光率比周围液体强，从而使菌体发出亮光并反射到接物镜，于是在黑色背景中可见白色并闪烁发光、细长、一端或两端弯曲呈钩状、运动活泼的钩端螺旋体。

【材料】

（1）钩端螺旋体 7～10 d 液体培养物。

（2）暗视野显微镜、尖吸管、载玻片及盖玻片等。

【方法与结果】

（1）取洁净的载玻片，用尖吸管吸取钩端螺旋体液体培养物 1 滴于载玻片上，再轻轻用盖玻片压上（注意避免产生气泡）。

（2）在聚光器上滴 1 滴香柏油，在油滴上放好标本片，低倍镜下翻动反光镜，使光集中在聚光器上，调清楚视野再换高倍镜观察。

（3）仔细观察，视野中的背景为黑色，螺旋体呈丝状、闪光发亮且运动活泼。

【思考题】

应用暗视野显微镜观察钩端螺旋体的注意事项有哪些？

实验五十　解脲脲原体脲酶试验

【原理】

解脲脲原体不能分解葡萄糖和精氨酸，也无产生 ATP 的正常途径，但其胞质中含有大量脲酶，可迅速分解尿素产生 NH_3 和 CO_2，并以此途径提供能量。在含有尿素的培养基内，由于分解尿素产生氨而使 pH 值上升。因 pH 上升而使含酚红指示剂的培养液由黄变红。

【材料】

1. 菌种　解脲脲原体纯培养物。

2. 解脲脲原体液体培养基　牛心浸液 74 mL、马血清 10 mL、10%（*W/V*）酵母浸液 5 mL、0.2%（*W/V*）酚红 1 mL、10%（*W/V*）尿素 10 mL，20 000 U 青霉素，pH 6.0±0.5，滤过除菌，装入无菌试管内，每管 5 mL。

【方法与结果】

1. 接种与培养　将纯培养物接种于培养基中，如为液体培养物则接种 0.2 mL，如为平板上的菌落则接种含菌落的琼脂块。接种后应于试管内加一层无菌石蜡，35 ℃培养 3 d。

2. 观察结果　每天观察 2～3 次，注意颜色变化。分解尿素产氨，酚红指示剂由黄变红则为阳性。

【思考题】

（1）解脲脲原体液体培养基中为何要加入一定浓度的青霉素？

（2）解脲脲原体的微生物学检查中要注意与哪些病原体进行鉴别？

实验五十一　钩端螺旋体的显微镜凝集试验

【原理】

钩端螺旋体的显微镜凝集试验是一种血清学反应，可用已知的抗原（标准菌株）来测定患者血清中的未知抗体；也可用已知的抗体（标准免疫血清）来鉴定未知菌株的型别。钩端螺旋体运动活泼，在暗视野显微镜下明显可见，但遇到相应抗体可发生凝集。

【材料】

（1）钩端螺旋体纯培养物（每视野有 50～60 条钩体，运动活泼，无自凝现象）。

（2）钩端螺旋体免疫血清（家兔免疫血清）。

（3）1 mL 无菌吸管、无菌试管、清洁载玻片及盖玻片、生理盐水、塑料凹孔板、28～30 ℃温箱。

【方法与结果】

（1）用生理盐水将钩端螺旋体免疫血清自 1∶50 开始，作一系列对倍稀释，直到 1∶1 600。

（2）取各稀释度免疫血清 0.1 mL 分别加入塑料凹孔板中，最后 1 孔加 0.1 mL 生理盐水做对照。

（3）每孔加 0.1 mL 钩端螺旋体纯培养物，摇匀，置 28～30 ℃温箱。

（4）2 h 后用接种环自各孔中取 1～2 环于载玻片上，盖上盖玻片，置暗视野显微镜下观察结果，记录钩端螺旋体凝集程度，并判断凝集效价。

（5）凝集程度的记录标准有以下几种。

－：完全无凝集，与对照管相同。

＋：25%以上钩端螺旋体凝集呈小蜘蛛状，大多数游离且运动活泼。

＋＋：50%以上钩端螺旋体凝集呈蜘蛛状，约有半数不凝集。

＋＋＋：75%以上钩端螺旋体凝集呈蜘蛛状，仅有少数游离。

＋＋＋＋：几乎全部钩端螺旋体凝集呈巨大蜘蛛状，偶见极少数游离钩端螺旋体存在。

效价判定：出现"＋＋"的血清最高稀释度为该血清的凝集效价。测定患者血清时，单份血清效价 1：300 以上有诊断意义，双份血清呈 4 倍以上升高时，更有诊断价值。

【思考题】

钩端螺旋体的显微镜凝集试验的临床意义有哪些？

实验五十二　梅毒螺旋体的血清学试验——非特异性试验

一、不加热血清反应素试验

【原理】

一般认为梅毒螺旋体感染后，机体组织被破坏而裂解出一种类脂成分，并与梅毒螺旋体蛋白质结合成类脂蛋白复合物，刺激机体产生反应素，这种反应素可与牛心肌类脂发生抗体-抗原反应。

不加热血清反应素（unheated serum reagin，USR）试验采用的是改良的性病研究实验室（Venereal Disease Researa Laboratory，VDRL）抗原。该抗原用稀释液稀释后离心沉淀，于沉淀中加入乙二胺四乙酸（ethylenediaminetetraace tic acid，EDTA）、氯化胆碱和防腐剂。EDTA 试剂可使抗原在半年内不变性，氯化胆碱可起化学"灭活"作用，因此，血清可不必加热灭活，抗原不必每天配制。抗原在 4～8 ℃冰箱中可保存 6 个月。USR 为非特异性试验，该试验简便、容易推广，可用于大量标本的初筛。

【材料】

1. 玻片　用黑油漆或石蜡，在玻片上画直径为 14 mm 的圆圈。

2. 注射器　1 mL 1～2 支。

3. 专用针头　针尖无斜面。取垂直位置，每毫升可滴 45±1 滴。

4. 显微镜。

【方法与结果】

1.USR 玻片定性试验

（1）吸取待检血清（不必灭活）0.05 mL，加在圆圈中，轻摇玻片，并使其均匀扩大到整个圆圈。

（2）用 1 mL 注射器装上专用针头，吸取抗原试剂。每份待检标本滴注 1 滴。

（3）用手摇或振荡器摇动玻片 4 min，每分钟 180 次。

（4）摇完后在 3 min 内，观察结果。先用肉眼观察，再用显微镜低倍镜观察抗原颗粒或凝集物。并按以下标准判断结果。

＋＋＋～＋＋＋＋：肉眼可见到大的或较大的块状物，液体清亮。

＋＋：肉眼可见小块状物，在显微镜下可见较大的块状物。

＋：在显微镜下可见小块状物，均匀分布。

±：颗粒分布不规则，或为细小的粗糙物。

－：颗粒细小或呈杆状，分布均匀，无块状。

血清与抗原发生 ＋＋ 以上凝集者为 USR 玻片定性试验阳性反应。

2. USR 玻片半定量试验　USR 玻片定性试验阳性者，可做半定量试验，以观察疗效。方法是：待检血清用生理盐水在小试管中作 6 个稀释度稀释（原倍血清、1∶2、1∶4、1∶8、1∶16、1∶32）。取 0.05 mL 稀释血清加在圆圈中，按定性试验的方法和结果进行判定。

【注意事项】

（1）试验最好在 28～29 ℃中进行。气温过高或过低会影响反应的强弱。

（2）在摇动玻片 4 min 后，应在 3 min 内观察结果。时间延长，反应结果强度也会增加。

（3）在使用专用针头滴注抗原时，其滴数大小应一致。

（4）抗原和血清标本，如保存在 4～8 ℃，使用时一定要复温。

目前国内已有试剂盒供应。试剂盒包括 USR 试剂、玻片、专用针头、USR 抗原反应标准照片和使用说明书。

二、快速血浆反应素试验

快速血浆反应素（rapid plasma reagin，RPR）试验的原理基本上与 USR 试验相同。但 RPR 抗原中加入了活性炭颗粒，试验在特制的白色纸卡上进行。因此，阳性反应时，在白色的底板上出现黑色的凝集颗粒或絮片，结果容易判断，肉眼即可观察，不需用显微镜，更易掌握和推广。血清、血浆均可进行检测。

【材料】

1. RPR 抗原　含有活性炭的类脂质抗原。

2. RPR 卡片　印有 18 mm 直径圆圈的特制涂料卡片。

3. 塑料制加液滴管（每滴 50 μL）、注射器、专用针头。

【方法与结果】

（1）在每张印有 10 个圆圈的 RPR 卡片上编号后，分别在每个圆圈中加入 50 μL 待检血清，并扩大到整个圆圈。

（2）用注射器和专用针头，在每份待检的血清标本中加 1 滴 RPR 抗原。

（3）用手摇或振荡器旋转摇动 8 min，每分钟 100 次，立即用肉眼观察结果。

（4）结果是：阴性标本血清中不出现黑色凝集；阳性标本血清中可见明显黑色凝集颗粒或絮片。根据颗粒或絮片的大小，记录 ＋～＋＋＋＋ 或–结果。

（5）阳性标本如有需要，也可在 RPR 卡片上将血清做 1：2、1：4、1：8、1：16、1：32 稀释后，按上述定性试验方法作定量试验。

【思考题】

（1）简述快速血浆反应素试验（RPR）的原理及临床意义。

（2）简述非特异性梅毒螺旋体的血清学试验结果分析的注意事项。

实验五十三　梅毒螺旋体的血清学试验——特异性试验

【原理】

荧光密螺旋体抗体吸收试验（fluorescent treponemal antibody absorption test，FTA-ABS）为一种间接免疫荧光法。把 Nichols 株螺旋体抗原直接涂在载玻片上，用非致病 Reiter 株螺旋体制成的吸收剂稀释和吸收血清 30 min 后，将吸收后的血清加到玻片的抗原膜上，37 ℃放置 30 min 后，用 PBS 冲洗吸干，再加荧光素标记的抗人 IgG，孵育、冲洗、吸干，加盖玻片后，作荧光显微镜检查。涂膜上的螺旋体有特异荧光者为阳性；无特异荧光者为阴性，这个试验在国外被认为是权威性的方法。

【材料】

1. 抗原　梅毒螺旋体 Nichols 株。

2. 吸收剂　由非致病螺旋体 Reiter 株制成。

3. 其他　健康雄兔、剪刀、烧瓶、3.8%柠檬酸钠、甘油缓冲液、丙酮、移液器、吸收剂、荧光素标记的兔或羊抗人 IgG、PBS 缓冲液、生理盐水、玻璃珠、显微镜、玻片、凹稀释板等。

【方法与结果】

1. 抗原制备　选用 2 000 g 以上的健康雄兔，在无菌条件下将 Nichols 株螺旋体活菌悬液 1.5～2 mL，接种于雄兔两侧睾丸，待睾丸炎症达＋＋＋～＋＋＋＋时，取出睾丸，剪去附睾，并将睾丸剪成碎片，置 200 mL 烧瓶内，加入 3.8%柠檬酸钠和生理盐水 30 mL，加玻璃珠约 30 粒，摇动 2～3 h，取上清液离心 1 000 r/min、10 min 后，除去组织，取上清液再离心 10 000 r/min、30 min，弃上清液，沉淀部分用生理盐水配成悬液。在显微镜高倍镜下，每个视野有 20 条螺旋体为宜。

2. 吸收剂的制备　取非致病螺旋体 Reiter 株的培养液于 121 ℃高压加热 10 min，2 000 r/min 离心去沉淀，上清液用减压加热方法，浓缩成原体积的 1/10，1 000 r/min 离心以后，上清液即为吸收剂。

3. 试验步骤

（1）梅毒螺旋体涂片。取抗原悬液在厚 1 mm 的洁净玻片上涂 4 个直径为 0.5 cm 的涂膜，冷风吹干，丙酮固定，绕涂膜外缘划线编号，备用。

（2）试验血清的吸收和稀释。测试血清于 56 ℃灭活 30 min，用微量移液器吸取已灭活的血清 50 μL，置于凹稀释板的凹窝内，并在此窝内加吸收剂 200 μL，使成 1：5 稀释，混匀后 30 ℃放置 30 min，以除去血清中非特异性抗体。吸收后的血清，再用 PBS 稀释为

1∶20～1∶320（如1∶320仍为阳性，可继续稀释）。

（3）用移液器分别吸取不同稀释倍数的血清加到抗原涂膜上。为了防止血清蒸发，应将玻片置带盖的湿盒内，于37 ℃孵育30 min。

（4）用PBS冲去涂膜上未与抗原结合的血清，并将玻片在PBS中浸泡15 min。在浸泡过程中，需把玻片置于旋转摇动器上，旋转摇动3次，每次5 min，并更换PBS，以洗去玻片上未和抗原结合的血清，冲洗后的玻片取出即用冷风吹干。

（5）于玻片的抗原抗体复合物上，滴加荧光素标记的兔或羊抗人IgG（按要求稀释），每个涂膜上10 μL，再置湿盒内，于37 ℃孵育30 min，用PBS冲洗，浸泡和吹干（操作同上一步）。

（6）加甘油缓冲液（封固剂）1滴于涂膜上，并加盖玻片封固。

（7）荧光显微镜观察并判断结果。每次试验以标准阳性血清、标准阴性血清、非特异性血清设阳性、阴性、非特异性血清对照。

结果判断标准（荧光分级及结果）有以下几种。

＋＋＋＋、＋＋＋、＋＋：见强或中等荧光强度螺旋体、阳性。

＋：见较弱的荧光螺旋体、可疑。

±或–：见微弱或无荧光螺旋体、阴性

标准阳性血清：＋＋＋＋、＋＋＋、＋＋。

标准阴性血清：阴性。

非特异性血清：＋±。

【思考题】

（1）简述荧光密螺旋体抗体吸收试验（FTA-ABS）的原理及临床意义？

（2）分析比较特异性试验梅毒螺旋体血清学试验与非特异性试验梅毒螺旋体血清学试验各自的优缺点。

第六章　真菌学实验

实验五十四　真菌形态与菌落观察

真菌按形态和结构不同分单细胞真菌和多细胞真菌。单细胞真菌如隐球菌呈圆形或椭圆形，由母细胞发芽而繁殖。大多数的真菌为多细胞真菌，其基本结构有菌丝与孢子两部分。真菌菌落有酵母型菌落、类酵母样菌落及丝状菌落 3 种。真菌形态与菌落特征也是真菌分类的重要依据。

【材料】

（1）白色念珠菌革兰染色片、新生隐球菌墨汁染色片、须毛癣菌压片或染色片、絮状表皮癣菌或石膏样小孢子菌压片或染色片、孢子丝状菌压片或染色片、毛霉菌压片或染色片。

（2）真菌 3 种类型菌落的斜面培养物。

【方法与结果】

1. 真菌细胞形态观察

（1）白色念珠菌革兰氏染色片观察。镜下见革兰氏阳性单细胞，菌体呈卵圆形，大小不等，染色不均。可见到假菌丝呈藕节状，丛生的芽生孢子呈圆形或卵圆形。

（2）新生隐球菌墨汁染色片观察。在黑暗背景上可见多数发亮的单细胞菌体，呈圆形，大小不等，有透明光亮的肥厚荚膜，细胞壁较厚，有些菌体可见从胞壁伸出的圆形芽生孢子。

2. 菌丝和孢子形态观察

（1）有隔菌丝——须毛癣菌压片或染色片。

（2）无隔菌丝——毛霉菌压片或染色片。

（3）大分生孢子——石膏样小孢子菌或絮状表皮癣菌压片。

（4）小分生孢子——孢子丝状菌或须毛癣菌压片或染色片。

镜下观察时，注意菌丝分支、交织情况，有无分隔，以及菌丝的特征性表现，如呈螺旋状、球状、梳状、结节状等。大分生孢子壁厚而大，呈梭状或棍棒状，有数个分隔。小分生孢子则较小，单细胞，呈圆形、卵圆形或梨形等。分生孢子位于菌丝末端，该菌丝称分生孢子柄。

3. 真菌菌落观察

（1）酵母型菌落。新生隐球菌菌落，呈浅棕褐色，较大，表面湿润光滑，细腻或有沿斜面流下，似凝结牛乳状。

（2）酵母样菌落。白色念珠菌菌落，呈现白色奶油状，较大，表面湿润光滑，细腻，有伸长的生芽细胞所组成的假菌丝伸入培养基内。

（3）丝状菌落。石膏样小孢子菌、铁锈色毛癣菌、许兰氏毛癣菌等在沙保弱氏培养基斜面上形成丝状菌落。其共同特征为：带有颜色，菌落可呈棉絮状、绒毛状、粉末状等。其正面和背面可显示不同颜色，可看到伸向培养基表面的气生菌丝和伸入到培养基深部的营养菌丝。

【思考题】

（1）与细菌比较，真菌的形态及菌落主要有哪些差别？

（2）在一个培养基上若同时出现细菌菌落和与酵母菌菌落，应该如何鉴别？

实验五十五　真　菌　培　养

多数真菌对营养要求不高，常用的培养基有沙保弱氏培养基、麦芽糖培养基、葡萄糖培养基、玉米粉琼脂培养基及血液琼脂培养基等。真菌的分离培养可以帮助诊断，并进行致病性真菌的菌种鉴定。

一、小培养法

【材料】

回形针、无菌吸管、载玻片、盖玻片、培养皿、待检材料、沙保弱氏培养基、无菌清水、石蜡、镊子、不锈钢圈、毛细滴管、2/3 石蜡及 1/3 凡士林混合配制的油蜡小试管等。

【方法与结果】

1. 回形针法

（1）将曲别针用镊子弯成回形针，其外缘不长于盖玻片之边缘，通过火焰灭菌。

（2）将盖玻片（22 mm²）通过火焰灭菌，用熔化的石蜡将回形针圈粘于盖玻片上，见图 6-1。

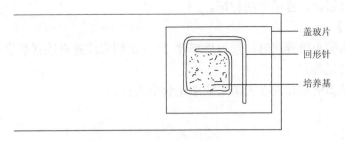

盖玻片
回形针
培养基

图 6-1　真菌小培养（回形针法）

（3）用无菌吸管吸取沙氏培养基 1 滴，滴于盖玻片上回形针的中央。

（4）待琼脂凝固后，用接种针取待检材料少许，接种于上述盖玻片培养基上。

（5）翻转盖玻片，置经火焰灭菌的载玻片上，用石蜡封固，但下边的开口不封，使其有充分的空气进入。

（6）置无菌培养皿内，载玻片用玻璃管架起，皿内稍盛无菌清水，以维持湿度。

（7）置室温或 37 ℃培养，培养 2～3 d 后即可逐日观察菌落，镜下可连续观察真菌生长过程及菌丝、孢子等的特征。

2. 钢圈法

（1）将清洁载玻片与盖玻片、不锈钢圈（用棉花塞好小孔，置平皿内）、毛细滴管等分别用纸包好，与油蜡小试管一同高压灭菌（1.05 kgf/cm^2，121.3℃）20 min。

（2）用无菌镊子将载玻片在酒精灯上微微加温后，放置平皿内，取不锈钢圈，用毛细滴管滴加熔化过的油蜡少许于钢圈两面凹槽内，立即平置于载玻片右侧，再夹取盖玻片，在酒精灯火焰上加热后，覆盖于钢圈上，放置待干，小培养的钢圈即被固定在载玻片和盖玻片之间，见图6-2。

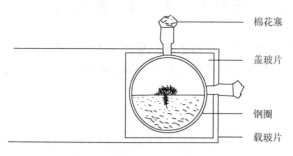

棉花塞

盖玻片

钢圈

载玻片

图 6-2　真菌小培养（钢圈法）

（3）将载玻片侧立，以毛细滴管吸取少许熔化的培养基，由钢圈右侧孔灌入，至钢圈容积的一半即可。

（4）待培养基凝固后，用接种针挑取待检材料，由钢圈上孔沿盖玻片穿刺接种于培养基内，并用无菌棉花轻轻塞住培养钢圈的上端孔和侧孔，以利于空气对流。

（5）将已接种好的玻片置于铺有潮湿纱布的平皿内，玻片下需用"V"形玻璃管架起，以免浸湿玻片与棉塞。置室温或 37 ℃温箱培养 2～3 d 后，逐日观察。镜下可连续观察到真菌生长过程及菌丝、孢子等的特征。

【注意事项】

（1）运用真菌小培养法时，接种后培养 2～3 d 则应注意直接观察生活状态下真菌的完整结构及发育过程。

（2）真菌培养的操作应在无菌室或净化台中进行。

二、大培养法

【材料】

待培养物、接种针、70%乙醇、无菌生理盐水、沙氏琼脂斜面培养基等。

【方法与结果】

（1）将接种针尖变成 L 型，挑取待培养物材料，接种于斜面培养基中间一点上，并稍微插入培养基内。毛发或皮屑等病理材料或其他物品材料，先用 75%乙醇浸泡数分钟后，再以无菌生理盐水冲洗数遍，置于斜面上，并适当向培养基内压入。

（2）置室温或 37 ℃培养，每 2～3 d 观察一次。注意菌落的形态特点及颜色变化。挑取少许做压片，观察镜下菌丝和孢子的特征。临床材料若 3 周不长真菌，可报告阴性。

【思考题】

运用真菌培养法时，直接观察生活状态下真菌的完整结构及发育过程，在鉴定上有何重要意义？

实验五十六　浅部真菌感染临床标本的检查

浅部真菌病包括毛发、指/趾甲和皮肤的各种各样的癣病，临床上非常多见。常用的诊断方法有直接涂片检查和培养检查。

【材料】

1. 镊子、小刀片、1：10 000 新洁尔灭消毒液、10% NaOH 或 KOH、棉蓝染色液。

2. 待培养物、沙氏培养基、70%乙醇、无菌生理盐水、回形针/不锈钢圈、培养皿、载玻片、盖玻片、接种针等。

【方法与结果】

1. 采集标本　根据临床疾病的不同，采取相应标本，如头癣可用镊子拔取病损部位毛发，残断头发，或带有灰白色菌鞘的病损部毛发；皮肤癣可用小刀刮取皮肤损害部位的边缘或指/趾间皮屑；汗斑癣刮取褐色的皱纹皮屑；甲癣则可用小刀刮取患病指/趾甲，以获得深层部位的甲屑。取标本时，最好先用 1：10 000 新洁尔灭消毒液洗涤患部后再取。

2. 直接涂片检查

（1）不染色标本检查法。于清洁玻片上加 10% NaOH 或 KOH 1～2 滴，将标本材料置于其中，加盖玻片，于酒精灯火焰上方微微加热，静置 3～5 min，以溶解角质使标本透明，轻轻挤压盖玻片后用滤纸吸去周围溢液再观察。在镜下若能看到典型的菌丝和孢子，即可确定癣病，必要时可送培养。毛发标本，切忌加热加压过甚，以保持毛发原形为宜，便于观察真菌与毛发的关系。

（2）染色标本检查法（棉蓝染色法）。取一清洁载玻片，滴加棉蓝染色液（苯酚 20 g，乳酸 20 mL，甘油 40 mL，蒸馏水 20 mL，加温溶解后，加入棉蓝 0.05 g 混匀即成）1 滴，然后挑取少许培养物或标本于其中，用接种针将其摊开，加盖玻片后微微加温并稍压盖玻片除去气泡后镜检，真菌染成蓝色。显微镜下找菌丝和孢子。

3. 培养检查　将毛发、皮屑或甲屑等，先以 70%乙醇浸泡数分钟以杀死表面杂菌，再用无菌生理盐水洗涤后接种于沙氏琼脂斜面培养基上，每支斜面可接种 3 块皮屑或毛发，每份标本接种 2～3 支斜面，以提高检出率。接种后置 25 ℃或室温中培养 5～7 d，观察生长情况，观察的内容包括生长速度与繁殖程度、菌落性状、菌落颜色、菌落边缘以及菌落下沉现象等。

【注意事项】

（1）直接涂片检查镜检时，先以显微镜低倍镜检查，再以显微镜高倍镜证实。观察菌丝和孢子时，应注意与纤维、表皮细胞、气泡及油点等相区别。阴性结果不能完全排除真菌感染，需反复检查几次。

（2）皮屑及毛发等标本培养检查时，阴性结果需培养 3 周后方可报告。

【思考题】

皮屑及毛发等标本培养检查时，阴性结果为何须培养 3 周方可报告？

实验五十七　常见深部真菌感染临床标本的检查

深部真菌是指侵犯表皮以外的深部组织和器官的病原性真菌、条件致病性真菌。这类真菌所引起的疾病称为深部真菌病。深部真菌临床标本的检查比浅部真菌更应引起注意，因为深部真菌病可因诊断、治疗不及时而引起重症，甚至引起死亡。

【材料】

待培养物、载玻片、盖玻片、生理盐水、10%KOH、血平板、注射器、墨汁、沙氏培养基、新鲜血清、玉米琼脂培养基、兔、小白鼠等。

【方法与结果】

1. 白色念珠菌的检查

1）采集标本　根据临床疾病的不同，采取不同标本，如取痰、脓汁、脑脊液及分泌物等标本进行检查。

2）直接涂片检查

（1）生理盐水湿片法（或革兰氏染色法）。在载玻片上加 1 滴生理盐水，将标本与生理盐水混合，加盖玻片后置显微镜下观察，或标本涂片后用革兰氏染色法染色镜检（操作见第二篇第三章）。镜检可见圆形或卵圆形壁薄酵母样细胞，单独散在或丛生聚集，有些可见假菌丝，可做初步诊断。该法用于痰、脓汁、口腔分泌物（婴儿）、阴道分泌物的检查。脑脊液取离心沉淀物涂片。

（2）10%KOH 透明标本法。按浅部真菌感染检查方法制作涂片标本后镜检，可见有生芽的细胞或假菌丝。该法用于甲屑或皮屑标本的检查。

3）培养检查　将标本接种于沙氏培养基与血平板上，分别置室温或 37 ℃培养 1～2 d，可形成酵母样菌落，菌落呈乳白色，中等大小，有浓厚酵母香味，培养稍久后，菌落中央呈蜂窝状和放射状沟纹。取菌落涂片镜检可见假菌丝及芽生孢子，为了与念珠菌属中其他菌种鉴别，挑取可疑菌落做鉴别试验。

4）鉴别试验

（1）厚膜孢子检查。将可疑菌落接种至玉米琼脂培养基做玻片培养法检查厚膜孢子。

（2）芽管试验。取一个酵母样菌落接种至 0.5 mL 新鲜血清中，混匀，置 37 ℃水浴 2～3 h，取出一接种环菌液涂片，镜检。有芽管产生者为白色念珠菌，其他念珠菌不产生芽管。

（3）糖同化及发酵试验。白色念珠菌的鉴定还可用糖同化及发酵试验。

（4）血清学检查。用白色念珠菌高价诊断血清进行夹心 ELISA 法、免疫酶斑点法等方法鉴定。

（5）动物试验（致病性鉴定）。白色念珠菌对兔有致病力。取 1%本菌悬液 1 mL，注射兔耳静脉，4～5 d 引起死亡。解剖可见肾脏肿胀，充血，肾皮质部充满白色小脓疡，其他脏器亦可见到白色小脓疡；经涂片及培养检查可见念珠菌，如行皮内注射 1%本菌悬液 0.1 mL，经 48 h 后，局部可形成脓疡。

2. 新生隐球菌检查

1）采集标本　取病人脑脊液、痰或皮肤损害处标本进行检查。

2）直接涂片检查法　取脑脊液等标本，离心沉淀后取沉淀物于玻片上，再滴加 1 滴精制墨汁，混匀，加盖玻片镜检，用显微镜低倍镜或高倍镜观察，若在黑色的背景中见到卵圆形或圆形的菌体，有的有圆形单芽，外有一层宽阔透亮的厚膜，可做初步诊断。

3）培养检查　将标本接种于沙氏培养基上，22 ℃或 37 ℃培养 2～3 d。新生隐球菌37 ℃下生长较快，菌落典型，呈酵母样菌落，荚膜也出现得早。22 ℃培养 24～48 h 后，亦形成酵母样菌落，取酵母样菌落镜检，可见出芽的细胞及短芽管；若继续培养，菌落变成黄色或棕色，湿润，黏液样并流至斜面底部。镜检可见芽管消失，荚膜形成。非病原性隐球菌在 37 ℃中不能生长。

4）鉴别试验

（1）酚氧化酶试验、尿素酶试验、糖同化及发酵试验等。

（2）动物试验（致病性鉴定）　将新生隐球菌纯培养物配成 1%悬液，注射 0.5 mL 于小白鼠腹腔，一般在 7～10 d 内死亡，剖检，可见肠系膜呈果酱色病变，取此材料与墨汁混合作压片镜检，可见宽厚荚膜有出芽的酵母样菌体，为有毒力的隐球菌。

亦可取脑脊液沉淀物 0.03～0.04 mL，进行小白鼠颅内接种，接种后 4～5 d 动物嗜睡、竖毛，6～8 d 死亡，剖检时脑组织病变明显，涂片可查见大量新生隐球菌。

5）免疫学试验　隐球菌的厚荚膜内含特异性多糖抗原，约 90%隐球菌脑膜炎患者的脑脊液或血清中可检出这一抗原或相应抗体。乳胶凝集试验测定脑脊液抗原的阳性率达92%，但正常人可出现假阳性，故只有参考意义。

【注意事项】

白色念珠菌、新生隐球菌临床标本直接涂片检查时，必须仔细检查每个视野，以防遗漏。

【思考题】

试比较白色念珠菌和新生隐球菌菌落的异同点。

附：常用真菌培养基制备

1. 沙氏培养基

（1）成分。蛋白胨 10 g、葡萄糖 40 g、琼脂 20 g、蒸馏水 1 000 mL。

（2）制备方法。上述成分混合加热溶解（pH 一般可不矫正），分装试管，高压灭菌（1.05 kgf/cm² 121.3℃，15 min），趁热制成斜面。如不加琼脂即为沙氏液体培养基。

注：在分装前可加入氯霉素 5～125 mg 及放线菌酮 100～150 mg，前者可抑制细菌生长，后者可抑制污染真菌及隐球菌生长，而有利于其他病原性真菌的生长。

2. 玉米琼脂培养基

（1）成分。黄玉米粉 4 g、吐温-80 1 mL、琼脂 1.5 g、蒸馏水 100 mL。

（2）制备方法。将玉米粉加入 50 mL 蒸馏水中，60 ℃加热半小时，用纱布过滤。另将琼脂加于50 mL 蒸馏水中，加热溶解。将上述两物混合，趁热以纱布过滤后加入吐温-80 1 mL 混匀。分装于试管或小瓶中，高压灭菌（1.05kgf/cm² 121.3℃，20 min）后备用。

注：白色念珠菌在本培养基上可见假菌丝，顶端有典型的厚膜孢子形成。

第七章　病毒学实验

实验五十八　病毒的培养方法

病毒（virus）是严格活细胞内寄生的非细胞型微生物，人工培养需提供其易感活细胞。病毒的培养方法有动物接种法、鸡胚培养法和组织细胞培养法，其中组织细胞培养法应用最为广泛。

一、动物接种法

动物接种法是分离培养病毒最早应用的方法。根据病毒的组织亲嗜性，选择对其敏感的动物以合适的途径接种，观察动物的发病情况，并进一步分离鉴定病毒。动物接种的主要用途有分离鉴定病毒、制备疫苗及诊断抗原、制备免疫血清、研究病毒的致病性、免疫性、发病机制及药物疗效等。所用的试验动物有小鼠、豚鼠、地鼠、家兔、绵羊、鸡、猴、猩猩等。常用的接种途径为颅内、腹腔内、皮下、皮内、静脉、鼻腔。动物接种方法简便，动物发病或死亡的指标较易观察，但费用较昂贵，且动物可能本身携带病毒，故逐渐被细胞培养法所代替。尽管如此，在分离某些对动物敏感性强的病毒，或科学研究需要制作"动物模型"时，动物接种仍有其重要性。现以流感病毒的鼻腔接种为例进行说明。

【材料】

1. 小鼠　昆明小白鼠（国内常用），体重为 12～16 g。
2. 病毒　A/PR/8/34（H1N1）或 A/FM/1/47（H1N1）鼠肺适应株。
3. 其他　烧杯、脱脂棉、注射器，消毒用的碘酒和酒精棉球，无水乙醚等。

【方法与结果】

1. 麻醉小鼠　于 200～300 mL 大小的烧杯内放入一团脱脂棉，然后倒入适量的乙醚（使脱脂棉变湿即可），将装有脱脂棉的烧杯倒扣过来，把小鼠放入进行麻醉，见小鼠极度兴奋后，明显呈无力样，马上取出。

2. 接种病毒　用左手拇指与食指捏住动物颈部皮肤，翻转鼠体，使腹部向上，将鼠尾与后脚夹于小指与无名指之间，小鼠头部仰起，右手持注射器将病毒滴入小鼠鼻腔，接种量为 0.03～0.05 mL。

3. 观察　逐天观察动物，一般观察两周。感染后 24 h 内死亡的为非特异性死亡。症状出现日期与病毒感染量呈正相关。发病初期被毛杂乱、竖毛明显、弓背、扎堆、精神萎靡、倦怠懒动、呼吸短促、腹式呼吸明显，接着可听到肺部水泡声，有时可见到打喷嚏，到后期呈现极度消瘦，呼吸极度困难，尾血管发紫，痴呆，最后死亡。解剖时，可见肺部有成片的实变区，外观呈暗褐色，散在出血点。死亡可发生在感染后 5～10 d。

【注意事项】

控制好动物麻醉程度。麻醉过深，容易引起动物死亡；过浅，病毒容易被喷出。

二、鸡胚培养法

鸡胚培养法为常见的病毒培养法之一，主要优点是鸡胚来源充足，培养操作简单、管理方便。鸡胚有可供选择的多种囊腔及囊膜，许多病原微生物如某些病毒、衣原体、立克次体可在囊膜中增殖，收集囊膜及囊液可得到大量病毒。鸡胚接种途径有 4 种：卵黄囊接种、羊膜腔接种、尿囊腔接种和绒毛尿囊膜接种。鸡胚培养法主要用于痘类病毒、黏病毒、疱疹病毒的分离鉴定，制备疫苗及诊断抗原等。

【材料】

1. 鸡胚　一定日龄的鸡胚（不同病毒所用的鸡胚的日龄不尽相同）。

2. 病毒　甲型或乙型流感病毒液、流行性乙型脑炎病毒液、疱疹病毒液。

3. 孵卵箱　孵卵箱最好有两个，一个用于正常鸡胚培养，另一个用于接种病毒后的鸡胚培养。

4. 其他　检卵灯、卵架、注射器、针头、消毒剂（2.5%碘酒和 75%乙醇）、镊子、无菌生理盐水、毛细吸管、小瓶、小锥、玻璃纸、三角烧瓶、平皿、齿锯、砂轮、橡皮吸头、酒精灯、试管架、试管、石蜡和胶布等。

【方法与结果】

1. 鸡胚的孵育

1）选鸡胚　选蛋壳色浅（易于检视）的受精蛋。鸡胚应新鲜，以产后 5 日为佳。

2）孵育鸡胚　温度 38～39 ℃（最好用孵卵箱，也可用普通温箱或温室），湿度为40%～70%，空气需流通。每天翻蛋 2 次，以免粘壳。

3）照检鸡胚　鸡胚孵育 4～5 d 后即可用检卵灯检查鸡胚受精与否及发育情况。此时未受精卵仅见模糊卵黄黑影，无鸡胚迹象。活的鸡胚可见清晰的血管小网，为刚刚发育的胚胎。鸡胚使用前必须进行检查，并从以下三方面来判断其死活。

（1）血管。活胚可见明显的血管，有时可见血管搏动；死胚血管模糊，成淤血带或淤血块。

（2）胎动。活胚可见明显的自然运动，尤其用手轻轻转动鸡胚时明显。但胎龄大于14 d 的胚胎，胎动则不明显，甚至无胎动；死胚见不到任何胎动。

（3）绒毛尿囊膜发育的界线。发育良好的胚胎可见密布血管的绒毛尿囊膜与鸡胚胎的另一面形成较明显的界线。

如果胚胎活动呆滞或不能主动地运动，血管模糊扩张或折断沉落，绒毛尿囊膜界限模糊，则可判断胚胎濒死或已经死亡。

2. 接种与观察

1）尿囊腔接种法

（1）选 9～11 日龄鸡胚，照检后画出气室和胎位，在胚胎旁（尿囊与气室交界边缘上约1～2cm 处）避开大血管处标记好注射点。

（2）将鸡胚直立于卵架上，使标记的注射点向上，用 75%乙醇消毒注射点及周围，采用无菌小锥在标记处钻一小孔。注射器针头与蛋壳成 30°的方向斜向刺入 2 cm 时，慢慢注入流行性感冒病毒液 0.2～0.5 mL，见图 7-1。注射完毕后，针头不要马上拔出，应稍停片刻，以防回流。

（3）用石蜡熔化封口，置 35～37 ℃培养。最好每日照检鸡胚 1 次，接种后 24 h 内死亡者为非特异性死亡，应弃之，余者培养 2～3 d 后收获病毒。

（4）取出鸡胚，将鸡胚置 4 ℃冰箱 6 h 或过夜预冷（预冷的目的是将鸡胚冻死使血液凝固，避免收获时流出红细胞并同尿液或羊水里的病毒发生凝集，造成病毒滴度下降）。

（5）预冷后的鸡胚用 2.5%碘酒或 75%乙醇消毒气室部卵壳，用镊子以无菌操作去卵壳，用另一无菌镊子在无大血管处撕去气室部壳膜，然后用毛细吸管通过绒毛尿囊膜进入尿囊腔，吸取尿囊液，置无菌试管内。

（6）测定病毒的血凝效价后用小瓶分装，低温保存。

2）羊膜腔接种法

（1）取 9～10 日龄鸡胚，标出气室与胚位。在接种前一天，将鸡胚气室向上，直立于卵架上培养。

（2）消毒气室端卵壳，用无菌小锥在气室部击破卵壳，然后用无菌镊子揭去卵壳（1～2 cm²），用无菌吸管吸取少许无菌液体石蜡，滴 1～2 滴于气室端的内层壳膜上，壳膜立即透明，可清楚看到鸡胚。

（3）在检卵灯照视下，将针头刺入（避开大血管）胚胎颈部前空腺中，注入流行性感冒病毒液 0.2～0.5 mL，见图 7-2。

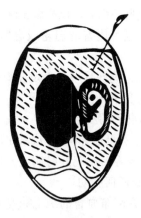

图 7-1　尿囊腔接种法

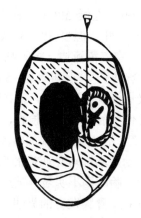

图 7-2　羊膜腔接种法

（4）用无菌玻璃纸盖住气室的窗口，纸缘用熔化的石蜡密封，将鸡胚气室向上，直立置 35～37 ℃培养，弃去 24 h 内死亡的鸡胚。

（5）培养 3～4 d，取出鸡胚，置 4 ℃过夜，消毒气室处卵壳，撕去玻璃纸，无菌操作剪去卵壳。用无菌小镊子轻轻撕破壳膜与绒毛尿囊膜，用无菌毛细吸管吸出尿囊液。然后左手持镊子提起羊膜，右手以无菌毛细吸管插入羊膜腔吸取羊水，置无菌试管内。平均每胚可收获羊水 0.5～1.0 mL。如果羊水过少，可用同胚少量尿囊液冲洗羊膜腔并吸取洗液。

（6）最后用红细胞凝集试验测定流行性感冒病毒的滴度，符合要求则小瓶分装，低温保存。

3）卵黄囊接种法

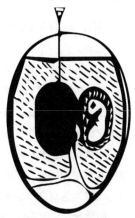

（1）取 6～8 日龄鸡胚，照检后标出气室与胚位。将鸡胚气室向上，直立于卵架上，消毒气室端卵壳，用无菌小锥在气室中央开小孔。

（2）注射器针头从气室小孔沿蛋纵轴垂直刺入（避开鸡胚）2～3 cm，注入流行性乙型脑炎病毒液 0.2～0.5 mL 后，退出注射器，见图 7-3。

（3）以石蜡封闭气室小孔，置 37 ℃温育，每天检视并翻蛋 2 次，弃去于接种后 24 h 内死亡的鸡胚。

（4）取出孵育 24 h 以上濒死的鸡胚，将其气室向上，垂直置于卵架上。消毒气室端卵壳，无菌操作去卵壳，镊子夹住卵黄蒂，挤去卵黄液，用无菌生理盐水轻轻洗去卵黄囊上的卵黄液后，将卵黄囊置于无菌三角烧瓶或平皿内，低温保存备用。

图 7-3　卵黄囊接种法

4）绒毛尿囊膜接种法

（1）取 10～12 日龄鸡胚，在检卵灯下标出气室、胚位及绒毛尿囊膜发育的界限。

（2）将鸡胚横置于卵架上，使绒毛尿囊膜部位朝上。消毒绒毛尿囊膜无大血管部位及气室部位的卵壳，用齿锯或砂轮在胚位卵壳处开 1 个边长约 1 cm 的等边三角形。轻轻挑去蛋壳，即成窗口，开窗处露出三角形的壳膜，开窗时勿伤及壳膜。在气室端卵壳处用无菌小锥钻一小孔。

（3）于窗口的壳膜处加 1 滴生理盐水，并用针尖在壳膜上轻轻划一裂隙，然后在气室小孔处用橡皮吸头吸气，盐水即从裂隙处下沉，借助负压和重力使壳膜与绒毛尿囊膜分离。

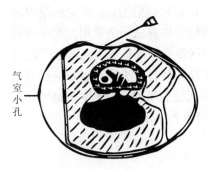

气室小孔

（4）用无菌镊子撕去壳膜，暴露绒毛尿囊膜，用注射器滴加 0.2～0.5 mL 单纯疱疹病毒液于绒毛尿囊膜上，轻轻旋转鸡胚，使病毒液均匀分布于膜上。用无菌玻璃纸与石蜡封口，石蜡封孔，见图 7-4。

（5）将鸡胚窗口朝上，置 37 ℃培养，弃去 24 h 内死亡的鸡胚，余者培养 4～5 d 后收获。

（6）消毒窗口区，撕去玻璃纸，左手用无菌镊子提起绒毛尿囊膜，右手持无菌剪刀沿窗口剪下绒毛尿囊膜，置无菌平皿内，用无菌生理盐水洗涤 1～2 次后，低温保存，备用。

图 7-4　绒毛尿囊膜接种法

【注意事项】

（1）接种过程要求严格无菌操作。要求操作简单、迅速，以减少污染。

（2）温度要适宜。在室温较低的冬季要采取保温措施才能进行鸡胚接种，以减少鸡胚死亡。接种后的鸡胚，要根据所接种的病原体生长繁殖所需要的温度而置孵卵箱或温箱中孵育。

（3）收获前鸡胚预冷时间不能过长。过长会引起散黄。如急于收获也可置-20 ℃冰箱1 h 左右，但不能过长，过长会引起鸡胚结冰，再融化时卵黄膜就会破碎，卵黄就会流出。

附：鸡胚的解剖生理

鸡胚是由三个胚层发育起来的，即外胚层、中胚层和内胚层。在发育过程中由三个胚层逐渐构成鸡胚的组织和器官。孵育 9～11 日龄的鸡胚的解剖生理结构清晰，见图 7-5。

鸡胚的最外层为石灰质的卵壳，上有气孔进行气体交换；壳下为壳膜，为一层易与卵壳分离的软膜，该膜的功能是使气体、液体分子进行内外交换。卵的钝端有气室，功能为呼吸和调节压力。壳膜下是血管丰富的绒毛膜，内为绒毛尿囊膜，绒毛尿囊膜具有胚胎呼吸器官的功能。

尿囊腔是胚胎的排泄器官，内含尿囊液（尿液），初为透明，待胚胎发育 10～12 日龄后变浑浊，是尿酸盐量增加所致。尿液量以 11～13 日龄为最多，平均为 6～6.5 mL。

羊膜为包裹胚胎的包膜，羊膜腔内盛有羊水，胎体浸泡其中。羊水量为 1 mL 左右。

卵黄囊附着于胚胎，内包有卵黄，是胚胎的营养物质。卵白位于卵的锐端，为胚胎发育晚期的营养物质。

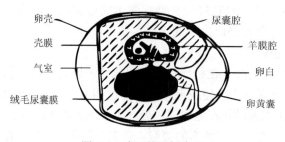

图 7-5　鸡胚的解剖生理

三、组织细胞培养法

组织细胞培养法是目前培养病毒最常用的方法之一。用离体活的器官、组织和细胞培养病毒，包括器官培养、组织块培养和细胞培养。病毒的组织培养法经济实用，观察指标客观，结果正确，管理方便，组织来源多样，适用于多种病毒的分离培养，此法被广泛用于分离鉴定病毒、制备疫苗和病毒抗原等。组织细胞培养最常用的方法是固定的单层细胞培养，根据细胞染色体特性与能维持的传代次数可分成原代细胞培养、二倍体细胞培养与传代细胞培养。以下以腺病毒的人胚肾单层细胞培养法为例予以介绍。

【材料】

（1）腺病毒液。

（2）引产或早产的人胚（死后不超过 6 h）。

（3）0.25%胰蛋白酶溶液、Hanks 溶液、生长液、苔盼蓝染料液、维持液。

（4）无菌刻度吸管、毛细吸管、三角烧瓶、平皿、剪刀、细胞培养瓶、血球计数器、离心机、水浴箱等。

【方法与结果】

1. 取材　无菌操作取出人胚肾置于大平皿中，去掉肾外膜及肾盂，用含配生长液时

5 倍浓度抗菌素的 Hanks 液洗 2～3 次。剪取肾皮质，使成 1 mm³ 左右的小块，再用 Hanks 液洗 2～3 次后，用毛细吸管移置于三角烧瓶内。

2. 消化

（1）胰酶温消化。于三角烧瓶内加入相当于组织块两倍体积的 pH 7.4 左右的 0.25% 胰蛋白酶溶液，置 37 ℃ 水浴 30 min（需不时地摇动），胰酶使大量细胞离散，液体变浑。将此液体经四层纱布过滤，滤液 750 r/min 离心 5 min。弃去上清液，再用 Hanks 液洗涤细胞 1～2 次。弃去上清液，沉淀物加适量生长液，用吸管反复吹打，即成细胞悬液。

（2）胰酶冷消化。于三角烧瓶内加入相当于组织块两倍体积的 pH 7.4 左右的 0.25% 胰蛋白酶溶液，置 4 ℃ 过夜。次日取出，吸出液体，并用 Hanks 液洗 1～2 次后，沉淀物加入适量生长液制成细胞悬液。

3. 细胞计数　取混合均匀的细胞悬液 0.1 mL 加 0.8 mL Hanks 液及 0.1 mL 0.4% 的苔盼蓝染料液，混匀后，取少许放入血球计数器，计数 4 大格内细胞总数，算出每毫升细胞数。

$$每毫升细胞数 = \frac{4大格细胞总数}{4} \times 10^4 \times 稀释倍数$$

4. 分装　根据细胞计数结果，用生长液稀释细胞悬液，使细胞浓度为 3×10^5～5×10^5 个/mL。将此细胞悬液移入细胞培养瓶（量的多少视培养瓶大小而定），将细胞培养瓶静置于 CO_2 培养箱内，37 ℃、5% CO_2 温育 48 h 后，镜检可见已贴壁长成单层肾上皮细胞时，即可接种病毒。

5. 接种病毒　弃去细胞培养瓶内的液体，用 Hanks 液轻轻洗涤细胞 1～2 次，以除去可能存在的病毒抑制物。各瓶内分别接种 0.1 mL 一定浓度的腺病毒液，置 37 ℃ 15～30 min 后，加入适量维持液，置 37 ℃、5% CO_2 培养。同步设正常细胞对照（仅加维持液）。

6. 观察　每天镜检，观察细胞病变的形态及其特点。腺病毒的细胞病变是使细胞变圆、肿胀，聚集成团，呈现葡萄状，或有部分脱落。注意与没有接种病毒的人胚肾单细胞比较，后者为多边形的上皮细胞及梭形的成纤维细胞，排列整齐，铺满管壁。

病变程度的表示法：无细胞病变者"－"；个别细胞出现可疑病变者"±"；25% 细胞出现病变者"＋"；50% 细胞出现病变者"＋＋"；75% 细胞出现病变者"＋＋＋"；100% 细胞出现病变或全部脱落者"＋＋＋＋"。取出"＋＋～＋＋＋＋"细胞病变的细胞瓶，做好标记，低温保存。

【注意事项】

（1）细胞培养必须严格无菌操作，否则细胞不能贴壁生长，且迅速死亡。除严格无菌操作外，在细胞培养液中加入青霉素（100～250 U/mL）、链霉素（100～250 μg/mL），也是防止污染的措施之一。

（2）原代培养细胞长成单层后如不能立即应用，可将其换成含 2% 小牛血液的维持液，每 5～7 d 换一次维持液，一般可维持 1～3 个星期。原代细胞成片后不能立即应用时，还可做第二代细胞的细胞培养。方法是将原代成片细胞瓶的生长液倒掉，用 Hanks 液洗一次，根据瓶的大小加入能盖满成片细胞的 0.25% 胰酶（pH 7.6），放 37 ℃ 或室温 2～3 min（消化），在显微镜下观察，细胞如开始收缩，即将胰酶倒掉，加入生长液吹打并分散细胞。生长液的量可按原量两倍加，即一瓶传两瓶。

附：细胞病变观察

1. 致细胞病变（cytopathogenic effect，CPE）　有很多种病毒在敏感细胞内增殖时，可引起具有一定特征的细胞病变，CPE 可在未固定、未染色的条件下用低倍镜观察，是判定病毒增殖的最常用指标。如单纯疱疹病毒的 CPE 是使细胞变圆、膨大、细胞相互融合形成灶状区。麻疹病毒、人类巨细胞病毒及呼吸道合胞病毒等感染细胞后可形成多核巨细胞等。在观察 CPE 时应与正常细胞对照进行比较，避免将正常细胞的衰变误认为是病毒引起的 CPE。

2. 判定病毒在细胞内增殖的其他指标　有些病毒在细胞内增殖，但不引起 CPE，可利用其他方法做为病毒增殖的指标，包括红细胞吸附或病毒血凝试验、代谢改变、干扰现象、包涵体观察、免疫标记技术等。

【思考题】

（1）采用鸡胚培养法培养病毒时，为什么流感病毒、流行性乙型脑炎病毒、疱疹病毒的接种部位不同？

（2）采用组织细胞培养法培养病毒时，观察细胞病变的注意事项有哪些？

实验五十九　红细胞凝集试验

【原理】

红细胞凝集试验简称血凝试验。流感病毒等病毒表面的血凝素（hemagglutinin，HA）能与人"O"型、豚鼠和鸡红细胞表面的血凝素受体结合，引起红细胞凝集。红细胞凝集试验可以检测培养物中某些病毒的存在，滴定病毒的血凝效价，可粗略估计病毒颗粒的数量（1 个血凝单位 $\approx 10^6$ 病毒颗粒）。

【材料】

流感病毒感染的鸡胚尿囊液、0.5%鸡红细胞悬液、试管或 96 孔塑料血凝板、生理盐水、微量移液器等。

【方法与结果】

1. 稀释病毒　取小试管 10 支，按表 7-1 各加入生理盐水，第 1 管为 0.9 mL，其他管各加 0.25 mL。取收获的尿囊液 0.1 mL 加入第 1 管做 1：10 稀释，混匀后，取 0.25 mL 加至第 2 管混匀，从第 2 管中取出 0.25 mL 置第 3 管混匀……依次做倍比稀释至第 9 管，混匀后自第 9 管中取出 0.25 mL 弃掉，第 1 管吸出 0.5 mL 弃掉。第 10 管为生理盐水对照管。

表 7-1　流感病毒红细胞凝集试验

项目	试管1	试管2	试管3	试管4	试管5	试管6	试管7	试管8	试管9	试管10
生理盐水/mL	0.9	0.25	0.25	0.25	0.25	0.25	0.25	0.25	0.25	0.25
病毒液/mL	弃 0.5　0.1	0.25	0.25	0.25	0.25	0.25	0.25	0.25	0.25	弃 0.25
病毒稀释倍数	1：10	1：20	1：40	1：80	1：160	1：320	1：640	1：1 280	1：2 560	—
0.5%鸡红细胞悬液/mL	各加 0.25 mL									
	摇匀，室温静置 45 min									
结果	++++	++++	+++	++	++	+	—	—	—	—

2. 加 0.5%鸡红细胞悬液　稀释完毕后每管加入 0.5%鸡红细胞悬液 0.25 mL，室温下静置 45 min，观察并记录结果，见表 7-1。

3. 结果观察　各管出现红细胞凝集程度以＋＋＋＋、＋＋＋、＋＋、＋、－表示。以出现"＋＋"凝集的病毒最高稀释度做为血凝效价。

＋＋＋＋：表示红细胞完全凝集，呈均匀的薄膜状铺在整个管底，边缘不整齐。

＋＋＋：大部分红细胞凝集，在孔底铺成薄膜状。

＋＋：约有半数红细胞凝集，在管底铺成薄膜，面积小，不凝集的红细胞在管底中心聚成小圆点。

＋：只有少数红细胞凝集，不凝集的红细胞在管底聚成小圆点，凝集的红细胞在小圆点周围。

－：表示无凝集，红细胞沉积在管中央，呈边缘整齐的致密圆点。

【注意事项】

（1）用反复吹吸法稀释混匀病毒或血清时，要轻、稳，尽量避免气泡产生。

（2）观察结果时，轻轻拿起试管或血凝板，避免振摇。

（3）观察结果要准时，以免病毒从吸附的红细胞上游离下来，使本来的阳性结果变成阴性。

（4）有的毒株在室温条件易释放，需在 4 ℃条件下进行或加入红细胞后置 4 ℃；豚鼠和人的红细胞无细胞核、下沉慢，一般需在加入红细胞 60 min 后观察结果。

【思考题】

除流感病毒外，还有哪些病毒的存在可以用红细胞凝集试验检测？

实验六十　血凝抑制试验

【原理】

流感病毒表面的血凝素被其特异性抗体结合后，能抑制血凝素引起的红细胞凝集现象的出现。血凝抑制试验属病毒血清学试验。该试验主要用于流感病毒鉴定及血凝素抗体效价的检测。

【材料】

（1）0.25%鸡红细胞悬液、生理盐水。

（2）流感病毒液（尿囊液），效价为 4 个血凝单位。

（3）流感病人血清。

（4）吸管、试管或 96 孔塑料血凝板等。

【方法与结果】

1. 稀释血清　取小试管 11 支，按表 7-2 各加入生理盐水，将病人血清做 1∶10、1∶20、1∶40、…、1∶1 280 稀释。同时设血清对照、病毒对照、红细胞对照。

2. 加病毒液　血清稀释完毕后，第 1～8 管与病毒对照管各加入 4 个血凝单位的病毒液 0.25 mL，摇匀混合，血清对照与红细胞对照管不加病毒液。

3. 加 0.25%红细胞悬液　每管加入 0.25%鸡红细胞悬液 0.5 mL，混匀，室温下静置 45 min 观察结果，见表 7-2。

表 7-2　血凝抑制试验操作程序

项目	试管 1	试管 2	试管3	试管 4	试管 5	试管6	试管 7	试管 8	试管 9 病毒对照	试管10 血清对照	试管11 红细胞对照
生理盐水/mL	0.9	0.25	0.25	0.25	0.25	0.25	0.25	0.25	0.25 弃 0.25	0.25	0.25
病人血清	弃 0.5 ＼0.1	0.25	0.25	0.25	0.25	0.25	0.25	0.25	0.25（1/10）	—	—
血清稀释倍数	1∶10	1∶20	1∶40	1∶80	1∶160	1∶320	1∶640	1∶1 280			
4单位病毒液 /mL	0.25	0.25	0.25	0.25	0.25	0.25	0.25	0.25	0.25		
0.25%鸡红细胞 悬液/mL	0.5	0.5	0.5	0.5	0.5	0.5	0.5	0.5	0.5	0.5	0.5
				摇匀，室温静置 45 min							
结果	－	－	－	＋	＋＋	＋＋＋	＋＋＋＋	＋＋＋＋	－	－

4. 结果观察　结果观察和记录同血凝效价滴定。血清的凝集抑制效价，以完全抑制血凝的血清最高稀释度表示。＋＋＋＋、＋＋＋、＋＋表示不抑制（阴性），－表示血凝抑制（阳性）。

【注意事项】

病人血清必须预先处理，消除血清中存在的"血凝非特异性抑制物"。处理方法有白陶土法、丙酮法、氯仿法等。

【思考题】

观察血凝集抑制试验的结果时，如果病毒对照管出现血凝抑制现象的话，其可能的原因有哪些？

实验六十一　酶联免疫吸附试验检测 HBsAg

【原理】

用酶联免疫吸附试验（ELISA）双抗体夹心法检测。单克隆抗体（抗-HBs）吸附于固相微孔载体表面，与血清中的 HBsAg 结合形成固相抗原抗体复合物，再加入酶标记的抗-HBs，洗涤除去未结合的酶标抗体，加底物显色，用酶标仪测 OD 值，根据 OD 值大小进行该抗原的定性或定量检测。

【材料】

HBsAg 酶联免疫吸附试剂盒、微量加样枪、待检血清等。

【方法与结果】

1. 包被微孔板　用包被缓冲液将单克隆抗体（抗-HBs）稀释成 15 μg/mL，每孔 100 μL，加盖 4 ℃过夜。倒去或吸去微孔中的液体，并用洗涤液洗 3 次。目前商品微孔板多数已做包被。

2. 加样 将待测血清和阳性、阴性对照血清分别加入微孔中，每孔 100 μL，37 ℃温育 2 h，洗涤液洗 3～4 次，甩干。

3. 加酶标抗体 用酶标抗体稀释液将酶标抗体配制成应用液，每孔加酶标应用液 100 μL，37 ℃温育 1 h，洗涤液洗 3～4 次。

4. 加底物 每孔加新配制的底物 100 μL，37 ℃温育 1 h，当出现颜色后再加终止液（2 mol/L 硫酸）25 μL。酶标仪测 OD 值。

5. 结果判断

目测：颜色同阳性对照孔或阴性对照孔颜色深浅者，判为阳性或阴性。

OD 值分析：$P/N = \dfrac{\text{受检样品孔OD}}{\text{阴性对照孔OD}} \geq 2.1$ 为阳性。

【注意事项】

（1）操作过程中微孔板的洗涤不能忽视，尤其是在加酶标抗体后应按要求做彻底洗涤。

（2）血清是最常用的标本，应注意采集新鲜、无溶血的标本，若置 4 ℃冰箱保存，则要求在 5 d 内进行检测。

【思考题】

结合课外学习情况，谈一谈酶联免疫吸附试验双抗体夹心法在疾病临床诊断中的应用情况。

实验六十二 酶联免疫吸附试验检测抗-HBs

【原理】

用 ELISA 双抗原夹心法检测。微孔板或标准塑料珠球用纯化的 HBsAg 包被，加入待测血清，血清中的抗-HBs 与固相 HBsAg 结合，形成 HBsAg-抗-HBs 复合物，再加入酶标记的 HBsAg，抗-HBs 结合酶标 HBsAg 而形成复合物，加入酶底物。酶作用于底物显色，反应液颜色的深浅与标本中所含抗-HBs 量成正比。酶标仪测 OD 值。根据 OD 值大小进行抗-HBs 的定性或定量检测。

【材料】

抗-HBs 酶联免疫试剂盒，待检血清，微量加样枪等。

【方法与结果】

1. 包被 目前有自己包被和购已包被的板孔或珠球两种情况。

自己包被方法：将纯化的浓度为 HBsAg 20～30 μg/mL 的抗原加入微孔中，每孔加入 100 μL，轻轻摇动，4 ℃过夜，用洗涤液洗 3～4 次，甩干待用。

2. 加样 将待检血清和阳性、阴性血清分别加入微孔中，每孔 100 μL，37 ℃温育 2 h 或 45 ℃温育 1 h，洗涤 3 次、甩干。

3. 加酶标 HBsAg 每孔加酶标应用液 100 μL，37 ℃温育 2 h 或 45 ℃温育 1 h，洗涤 3 次。

4. 加底物液　每孔加底物应用液 100 μL，37 ℃温育 1 h，当颜色出现并稳定时，加入终止液 25 μL，酶标仪测 OD 值。

5. 结果判断

目测：颜色同阳性对照孔或阴性对照孔颜色深浅者，判为阳性或阴性。

OD 值分析：$P/N = \dfrac{受检样品孔OD}{阴性对照孔OD} \geqslant 2.1$为阳性。

【注意事项】

同 HBsAg 检测的注意事项。

【思考题】

检测抗-HBs 的临床意义有哪些？

实验六十三　聚合酶链反应检测 HBV-DNA

以核酸检测为代表的分子生物学技术在病毒感染的检测、诊断、疗效及预后判断等方面发挥着越来越重要的作用。聚合酶链反应（polymerase chain reaction，PCR）又称体外基因扩增技术或 DNA 扩增技术，是目前检测病毒核酸常用的分子生物学技术。PCR 能将微量的特定 DNA 片段在数小时内特异的快速扩增至数百万倍，经凝胶电泳后肉眼能直接观察到核酸条带以判断该 DNA 片段是否存在。由于 PCR 具有高度的敏感性和特异性、操作简便易行、快速省时等特点。因此，PCR 已成为一种对标本中的特定核酸片段进行分析研究和检测鉴定的重要方法。

【原理】

PCR 技术是根据体内细胞分裂中 DNA 的半保留复制，以及 DNA 分子在体外不同温度下双链和单链可以互相转变的机理，在体外人为地控制系统温度，使双链 DNA 变为单链 DNA，单链 DNA 与人工合成的引物退火，在 4 种脱氧核糖核酸存在的条件下，通过耐热的 DNA 聚合酶使引物沿单链模板延伸为双链 DNA，从而大量扩增目的 DNA。

1. DNA 模板变性　在体内 DNA 半保留复制时，双链的解离是依赖一系列酶的作用实现的，而在体外做为 PCR 模板的双链 DNA 是通过 95 ℃左右的高温使其变性，形成单链 DNA 而存在于 PCR 反应体系中。

2. 单链 DNA 模板与引物退火　引物是能够与待扩增 DNA 模板中高度保守序列特异性互补的一段核苷酸序列，一般由 15～30 个碱基连接而成。在降低温度过程中，引物就能与模板 DNA 的高度保守序列发生特异性互补结合，通常把这一过程称为退火。

3. 引物延伸　引物与模板 DNA 结合后，依靠反应体系中 DNA 聚合酶来催化反应体系中游离的单核苷酸。根据碱基互补配对原则，按引物 5′→3′方向延伸，形成两条与模板 DNA 互补的半保留复制链。新合成的链又可做为以后扩增的模板。

变性、退火、延伸三个步骤被确定为 PCR 反应的一个循环，每经过一个循环，模板 DNA 的数量就扩大一倍。随着循环次数的增多，模板 DNA 的数目就会呈现几何形式扩大。如果一个循环要 2～3 min，1～2 h 就可将模板 DNA 的数目放大几百万倍。

【材料与试剂】

1. 材料　PCR 仪、紫外检测仪、电泳仪、水平式电泳槽、微量加样器、Eppendorf 管、吸头（tip）、高速离心机、凝胶样品梳、暗室等。

2. 试剂

（1）10×PCR 扩增缓冲液。

KCl	500 mmol/L
Tris-HCl	100 mmol/L（pH 8.4）
$MgCl_2$	25 mmol/L

明胶 0.1%（W/V）

（2）裂解液。在 1×PCR 扩增缓冲液中加以下成分。

蛋白酶 K	0.05 mg/mL
二硫苏糖醇（dithiothreitol，DTT）	20 mmol/L
SDS	1.8 μmol/L

（3）PCR 扩增混合液。

PCR 扩增液 1×

4 种脱氧核苷三磷酸（deoxyribonucleoside triphosphate，dNTP））	各 200 μmol/L
引物	0.2～1 μmol/L
Taq DNA 聚合酶	2.5U

加含 0.1%焦碳酸二乙酯（diethyl pyrocarbonate，DEPC）的双蒸水，总体积 50 μL。

（4）TAE、TBE 电泳缓冲液。

TAE 电泳缓冲液	1×0.04 mol/L Tris-乙酸
	0.001 mol/L EDTA
TBE 电泳缓冲液	1×0.09 mol/L Tris-硼酸
	0.002 mol/L EDTA

（5）溴乙啶溶液 10 mg/mL。

（6）电泳级琼脂糖。

（7）加样缓冲液　2.5 g/L 溴酚蓝，400 g/L 蔗糖水溶液。

（8）灭菌液体石蜡。

【方法与结果】

以 HBV 的 DNA 检测为例进行说明。

1. 标本　新鲜血清或血浆（不能用肝素抗凝）。当天不处理的标本置–20 ℃保存。

2. 提取　HBV-DNA　取 40 μL 裂解液于离心管中，加 20 μL 待测血清或血浆，充分振荡混匀，100 ℃煮沸 15 min，14 000 r/min 离心 5 min，上清液即为 DNA 模板。

3. PCR 扩增　取出 PCR 扩增混合物，离心数秒，取 26 μL 加入 PCR 反应管中，然后加入已处理标本的上清（DNA 模板）2 μL，离心数秒，滴加两滴液体石蜡，即可在 PCR 仪上循环。

预变性：94 ℃ 300 s。

循环：94 ℃ 45 s、55 ℃ 45 s、72 ℃ 45 s 为一个循环，共进行 35 个循环。

终延伸：72 ℃ 300 s。

4. 结果判断

（1）将 50×TAE 电泳缓冲液 20 mL 加双蒸水稀释至 1 000 mL 即为 1×TAE，待用。取 50 mL 1×TAE 缓冲液于三角瓶中，加入 1 g 琼脂糖（加入少许双蒸水，以防止加热过程中水分蒸发而改变琼脂糖胶的浓度），加热使之溶解至清亮状。待琼脂糖凉至 55 ℃左右，制板。于电泳槽中倒入 1×TAE 缓冲液，取 PCR 终产物 10～15 μL 点样，80～100 V 电泳15～20 min。

（2）将已电泳的凝胶置紫外透射仪上，在紫外灯 300 nm 下被溴乙啶染色的 DNA 呈现明亮的红橙色荧光。

样品出现和阳性对照在同一水平位置上的红橙色荧光带即为阳性，否则为阴性。

【注意事项】

（1）PCR 反应体系不可过大，否则传热效果不好而影响扩增结果。

（2）严格防止交叉污染，特别是阳性样品的污染。

（3）溴乙啶有致癌作用，操作时应戴手套，并避免污染实验台面。

【思考题】

结合课外学习情况，谈一谈聚合酶链反应技术在疾病临床诊断中的应用情况。

第三篇　中药微生物学检查技术与抗菌作用的检测

第八章　中药微生物学检查技术

实验六十四　注射剂的无菌检查

规定灭菌制剂如注射剂、外科手术用的各种敷料等都要按规定进行无菌检查,以保证制剂用药的安全性。对规定灭菌或无菌制剂进行无菌检查,在保证用药安全性方面有着十分重要的意义。

【材料】

(1) 待检注射液、硫乙醇酸钠培养基管、普通肉汤培养基管、沙氏培养基管。

(2) 标准菌液(生孢梭菌、藤黄八叠球菌、白假丝酵母菌)。

(3) 无菌刻度吸管、无菌试管、恒温培养箱、厌氧培养罐等。

【方法与结果】

(1) 取无菌硫乙醇酸钠培养基管、普通肉汤培养基管和沙氏培养基管各 3 支,每支内装相应培养基 15 mL,分别向培养基管内加入待检注射液 0.5 mL。

(2) 取上述 3 种已加入待检注射液的培养基管各 1 支,在硫乙醇酸钠培养基管中加入生孢梭菌、普通肉汤培养基管中加入藤黄八叠球菌、沙氏培养基管中加入白假丝酵母菌,做阳性对照。加入的菌液为稀释菌液,每培养基管 0.1 mL,每毫升含活菌 500～1 000 个。

(3) 取空的硫乙醇酸钠培养基管、普通肉汤培养基管和沙氏培养基管各 1 支做阴性对照。

(4) 将上述硫乙醇酸钠培养基管置 37 ℃厌氧培养罐孵育 5 d、普通肉汤培养基管置 37 ℃培养 5 d、沙氏培养基管置 25 ℃培养 7 d。

(5) 在规定时间内逐日观察并对照、试验管有无微生物生长,如有微生物生长则培养基变混浊。可涂片、染色、镜检加以证实。

【注意事项】

硫乙醇酸钠培养基临用前需隔水煮沸 10 min,并迅速冷却,以去除培养基中溶解的氧气。

【思考题】

在注射剂的无菌检查的操作中,如何保证其无菌操作?

实验六十五　口服药物的微生物学检查

口服药物属于非规定灭菌药物。这一部分药物允许一定限量的微生物存在,同时不得有规定控制菌存在。为保证用药安全有效,有必要对药物的染菌情况进行必要的控制和检测。

【材料】

(1) 待检药物、普通琼脂培养基、改良马丁培养基、胆盐乳糖培养基、伊红-亚甲蓝琼脂平板（EMB 琼脂平板）、乳糖发酵培养基、蛋白胨水培养基、枸橼酸盐斜面培养基、葡萄糖蛋白胨水培养基。

（2）无菌生理盐水、大肠埃希菌菌液、革兰染色液、柯氏试剂、甲基红试剂、培氏试剂。

（3）无菌玻璃器皿、接种环、酒精灯、培养箱等。

【方法与结果】

1. 细菌总数测定

（1）取待检药物 10 g，加入 10 mL 无菌生理盐水研碎，然后移入烧瓶内加足量无菌生理盐水，制成 1：10 匀浆。

（2）用 1 mL 吸管吸取 1：10 药液 1 mL 加入装有 9 mL 的无菌生理盐水（或磷酸缓冲液）的试管内，得到 1：100 稀释液。同法制成 1：1 000 的稀释液。

（3）将每个稀释度的药液各加入 3 个培养皿，每个培养皿 1 mL。然后在每个培养皿中加入 15 mL 已熔化并冷却至 45 ℃的普通琼脂培养基，摇匀。凝固后倒置于 37 ℃的恒温箱中培养 24～48 h。

（4）计数每个平板上生长的菌落数。并求得每一稀释度的 3 个平板的菌落均数。选取菌落平均值在 30～300 个的平板做为菌落总数测定范围。将所得的菌落均数乘以相应稀释度即得到每克或每毫升检测药品中的细菌总数。

稀释度的选择：

①只有一个稀释度，菌落均数在 30～300 个，即乘以稀释倍数报告，见表 8-1 中例 I。

②若两个稀释度，菌落均数都在 30～300 个，则求出两者每克或每毫升总菌数之比，凡比值小于 2 应报告其均数，若大于 2 则报告较小的数字，见表 8-1 中例 II、例 III。

③若所有稀释度菌落均数均大于 300 个，取稀释度最高的菌落均数乘以稀释倍数报告，见表 8-1 中例 IV。

④若所有稀释度菌落均数均少于 30 个，取稀释度最低的菌落均数乘以稀释倍数报告，见表 8-1 中例 V。

⑤若所有稀释度菌落均数不在 30～300 个，一个稀释度大于 300 个，相邻另一稀释度小于 30 时，则以接近 30～300 个的菌落均数乘以稀释倍数报告，见表 8-1 中例 VI。

表 8-1　细菌计数结果及报告方法

例次	稀释倍数			比值	菌落总数 （个/g 或个/mL）	报告方式/ （个/g 或个/mL）
	10^{-1}	10^{-2}	10^{-3}			
I	1 365	164	20	–	1.64×10^4	1.6×10^4
II	2 760	295	40	1.6	3.475×10^4	3.5×10^4
III	2 890	271	60	2.2	2.71×10^4	2.7×10^4
IV	不可计	4 650	513	–	5.13×10^5	5.1×10^5
V	27	11	5		2.7×10^2	2.7×10^2
VI	不可计	305	12	–	3.05×10^4	3.1×10^4

2. 霉菌总数测定　实验方法同细菌总数测定。所用培养基为改良马丁培养基，在待检药液与培养基混匀凝固后，倒置于 25～28 ℃的恒温箱中培养 72 h。菌落计数时应选取平板内染成粉红色的霉菌菌落。判定结果时选取均值在 5～50 个范围以内的菌落均数乘以相应稀释倍数，做为真菌总数。

3. 大肠埃希菌检测

1）检测步骤　待检药物→稀释→胆盐乳糖培养基→EMB 琼脂平板→纯培养、涂片→IMViC 试验、乳糖发酵。

2）检测方法

（1）按细菌总数测定方法制备待检药液。

（2）取待检药物 1∶10 稀释液各 10 mL 分别加入 2 瓶胆盐乳糖培养基中（每瓶 100 mL 培养基），向其中一瓶加入标准大肠埃希菌菌液（每毫升含菌 500～1 000 个） 0.1 mL，37 ℃培养 24 h。

（3）取增菌培养液划线接种于 EMB 琼脂平板，37 ℃培养 24 h。

（4）取 EMB 琼脂平板上红色或紫红色带金属光泽的菌落，接种于营养琼脂斜面培养基上，37 ℃培养 24 h，此为纯培养。

（5）取 EMB 琼脂平板上红色或紫红色带金属光泽的菌落，做革兰染色，发现革兰阴性无芽孢短杆菌，则进一步进行生化试验。

（6）生化试验

①乳糖发酵试验：将纯培养物接种于乳糖发酵管，37 ℃培养 24～48 h。大肠埃希菌可见有发酵乳糖产酸产气现象。

②吲哚试验：将纯培养物接种于蛋白胨水培养基，37 ℃培养 48 h。加入 0.5 mL 柯氏试剂，大肠埃希菌为阳性反应，液面呈玫瑰红色。阴性反应则液面呈试剂本色。

③甲基红试验：将纯培养物接种于葡萄糖蛋白胨水培养基，37 ℃培养 48 h。滴入数滴甲基红试剂，大肠埃希菌为阳性反应，呈红色。阴性反应则呈黄色。

④V-P 试验：将纯培养物接种于蛋白胨水培养基，37 ℃培养 48 h。滴入数滴培氏试剂，大肠埃希菌为阴性反应，无颜色改变。阳性反应则呈红色。

⑤枸橼酸盐利用试验：将纯培养物接种于枸橼酸盐斜面培养基，37 ℃培养 48 h。大肠埃希菌为阴性反应，斜面无菌生长，培养基仍呈绿色。阳性反应则培养基转为蓝色。

【注意事项】

操作过程中应始终注意防止杂菌污染器皿和药液。

【思考题】

（1）EMB 琼脂平板的应用原理是什么？

（2）口服药物的微生物学检查的操作过程中如何防止杂菌污染器皿和药液？

实验六十六　外用药物的微生物学检查

外用药物也属于非规定灭菌药物，允许一定限量的微生物存在，同时不得有金黄色葡萄球菌、破伤风梭菌、铜绿假单胞菌存在。对外用药物进行微生物学检验是保证药物安全有效的有力措施。

【材料】

（1）待检药物、亚碲酸钠增菌培养基、卵黄高盐琼脂培养基、普通琼脂斜面培养基或肉汤琼脂斜面培养基、葡萄糖疱肉培养基、胆盐乳糖培养基、十六烷三甲基溴化铵琼脂平板。

（2）金黄色葡萄球菌菌种、铜绿假单胞菌菌种、破伤风梭菌菌种。

（3）革兰染色液、破伤风抗毒素、二甲基对苯二胺盐酸盐溶液。

（4）滤纸片、无菌玻璃器皿、接种环、酒精灯、培养箱等。

（5）健康小白鼠。

【方法与结果】

1. 金黄色葡萄球菌检测

（1）取待检药物 1：10 稀释液各 10 mL 分别加入 2 瓶亚碲酸钠增菌培养基中（每瓶 100 mL 培养基），向其中一瓶加入标准金黄色葡萄球菌菌液（每毫升含菌 500～1 000 个）0.1 mL，37 ℃培养 24 h。

（2）取增菌培养物接种于 2 个卵黄高盐琼脂培养基平板，37 ℃培养 24～48 h。金黄色葡萄球菌可在其上形成金黄色、圆形突起的菌落，周围有因卵磷脂被分解而形成的乳浊圈。

（3）取可疑菌落接种于普通琼脂斜面培养基进行纯培养，纯培养物用革兰染色镜检及血浆凝固酶试验鉴定。

2. 破伤风梭菌检测

（1）取待检药物各 0.5 g 分别加入 3 管 0.1%葡萄糖疱肉培养基中（每管 40 mL 培养基），其中一管加入 0.1 mL 破伤风梭菌对照菌液。将各管置 75～80 ℃水浴保温 30 min，然后置 37 ℃厌氧培养 72～96 h。

（2）取厌氧培养物染色镜检。若有破伤风梭菌生长，则培养液混浊、产气、肉渣消化变黑，并有臭味，应进一步做毒力试验。

（3）毒力试验。培养液过滤，将小白鼠随机分为实验组、抗毒素保护组和阳性对照组。实验组每只小白鼠皮下注射滤液 0.5 mL，6 h 后观察发病情况。抗毒素保护组的小白鼠每只皮下注射 120 U/mL 的破伤风抗毒素 0.5 mL，半小时后注射培养液过滤 0.5 mL。阳性对照组每只小白鼠皮下注射破伤风梭菌菌液 0.5 mL。实验组小白鼠出现典型破伤风表现，抗毒素保护组的小白鼠不出现症状，阳性对照组小白鼠发病，表明待检药物的培养滤液中有破伤风毒素存在。

3. 铜绿假单胞菌检测

（1）取 100 mL 胆盐乳糖培养基 2 瓶，每瓶加入待检药物 1：10 稀释液 10 mL。其中 1 瓶加入铜绿假单胞菌液 0.1 mL，做阳性对照。37 ℃培养 24 h。如有铜绿假单胞菌生长，则培养液变混浊，表层呈黄绿或蓝绿色，液面有菌膜出现。

（2）取增菌培养液划线接种于十六烷三甲基溴化铵琼脂平板，37 ℃培养 24～48 h。铜绿假单胞菌可在其上形成灰白色、扁平、湿润、边缘不齐的菌落，周围常有水溶性蓝绿色素扩散。

（3）取可疑菌落接种于肉汤琼脂斜面培养基，做纯培养。纯培养物用革兰染色镜检和氧化酶试验鉴定。

（4）氧化酶试验　以接种环挑取纯培养物少许涂于一小块白色洁净的滤纸片上，滴加二甲基对苯二胺盐酸溶液 1 滴。铜绿假单胞菌呈阳性反应，即滤纸片上的培养物出现粉红色反应，并逐渐变为紫红色。

【注意事项】

操作过程中应始终注意防止杂菌污染器皿和药液。

【思考题】

（1）卵黄高盐琼脂培养基平板的应用原理是什么？

（2）十六烷三甲基溴化铵琼脂平板的应用原理是什么？

第九章 中药体外抗菌作用的检测

实验六十七 中药体外抗菌作用的定性检测——琼脂扩散法

有些中药如黄芩、黄连、黄柏、大蒜、大黄等有抗菌作用,在临床上常用于感染性疾病的治疗,中药体外作用的检测是中药进一步应用于临床的基础。

一、纸片法

【材料】

(1) 中草药纸片。黄连、黄芩、蒲公英等纸片。
(2) 试验菌。大肠埃希菌和金黄色葡萄球菌。
(3) 培养基。普通琼脂平板。
(4) 其他必要的器械。

【方法与结果】

(1) 取培养 6 h 的大肠埃希菌和金黄色葡萄球菌菌液(每毫升相当含 9 亿细菌),用无菌棉签或接种环将菌液分别均匀涂布于琼脂平板表面,稍干后用无菌镊子夹取含药滤纸片等距离贴于平板表面,每个平板上可测试 5～6 种药物,并加以标记。

(2) 置平板于 37 ℃培养 16～18 h 后取出,量取纸片周围抑菌环的大小并记录结果,判断试验菌对药物的敏感性,见图 9-1。

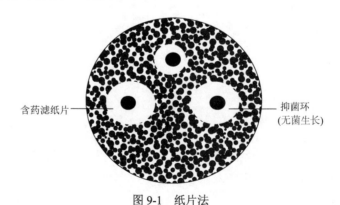

图 9-1 纸片法

二、挖沟法

某些不易溶解的中草药或外科敷用中草药粉末等,不能用以上方法测定,可改用本法。可溶性的药物亦可用本法测定。

【材料】

待检中草药、试验菌、琼脂平板及其他必需器械物品。

【方法与结果】

（1）取琼脂平板一个，用无菌操作法在中央切去 0.3 cm 宽的琼脂一条。

（2）将测定的中草药直接注入或和冷却到 50 ℃琼脂培养基混合后，注入切去琼脂的槽内。

（3）用接种环取培养 6～8 h 的菌液，自槽边缘两侧向与其垂直方向划线涂布试验菌。然后置 37 ℃培养 18～24 h。

（4）观察结果，量取槽边缘抑菌区的距离，见图 9-2。

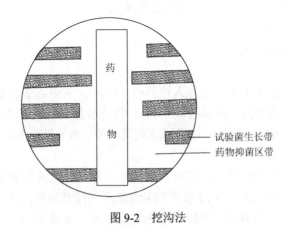

图 9-2　挖沟法

三、平板打孔法

本法也可同时测定几种不同药物或同一药物不同浓度对试验菌的影响。

【材料】

中药（银黄注射液、当归注射液或其他中草药煎剂）、试验菌（大肠埃希菌或金黄色葡萄球菌）、琼脂平板和其他必需器械。

【方法与结果】

（1）在直径 9 cm 的无菌平皿中加入 1 mL 菌液（菌量同上），倒入冷却到 50 ℃的溶化琼脂培养基 15 mL，充分混匀。待琼脂凝固后，用外径 6 mm 的无菌金属管在琼脂上等距离打孔 4～5 个，并挖出孔内琼脂培养基，然后于每孔中滴加少量 0.5%琼脂封底。于每孔中加入不同种或不同浓度的药物 0.05 mL。将平皿置 37 ℃培养 18～24 h 后取出。

（2）测量抑菌环直径大小，判断药物的抑菌效果。

【注意事项】

注意中药制剂的质量控制。

附：中草药纸片制备方法

选取吸水性强、质地均匀的滤纸，用打孔机打成直径约 6 mm 的圆纸片，分别装入洁净的试管内，干热灭菌 120 ℃ 2 h。一般每 100 片纸片的吸水量为 0.5 mL。将中草药按所需浓度制成溶液后，按每 100 片纸片加入药液 0.5 mL 的比例浸透。将浸有中草药的纸片置干燥无菌的平板中，避免互相重叠，置 37 ℃ 温箱中待干燥后分装备用。

【思考题】

琼脂扩散法的原理是什么？

实验六十八　中药体外抗菌作用的定量检测——液体稀释法

【材料】

（1）待检中药。银黄注射液或大蒜液或鱼腥草素片等。

（2）试验菌。大肠埃希菌或金黄色葡萄球菌。

（3）培养基。普通肉汤培养基。

（4）其他必需器械物品。

【方法与结果】

（1）取 10 支试管，于第 1 管内加入培养液 1.6 mL，其余各管分别加入 1 mL 培养液，第 10 管内加 1.05 mL 培养液。然后吸取 0.4 mL 的待检药液加到第 1 管中，充分混匀后吸出 1.0 mL 到第 2 管，依次重复进行递增稀释到第 8 管。第 8 管混匀后吸出 1 mL 混合液弃去。第 9、10 管不加药液。

（2）吸取培养了 6～8 h 的 1:1 000 稀释菌液（每毫升菌液含菌量约为 9 亿），从第 1 到第 9 管内分别加入 0.05 mL。第 10 管不加菌液做为阴性对照管，第 9 管做为阳性对照管。

（3）摇匀后置 37 ℃ 培养 18～24 h，取出观察结果，见表 9-1。

表 9-1　细菌对中草药的敏感性试验

项目	试管1	试管2	试管3	试管4	试管5	试管6	试管7	试管8	试管9	试管10
肉汤培养基	1.6	1.0	1.0	1.0	1.0	1.0	1.0	1.0	1.0	1.05
中草药煎剂/mL	0.4	1.0	1.0	1.0	1.0	1.0	1.0	1.0	弃1.0	—
中草药稀释度	1:5	1:10	1:20	1:40	1:80	1:160	1:320	1:640	—	—
稀释菌液/mL	0.05	0.05	0.05	0.05	0.05	0.05	0.05	0.05	0.05	—
摇匀，37 ℃ 培养 18～24 h，观察结果										
结果	无菌生长	无菌生长	无菌生长	无菌生长	无菌生长	有菌生长	有菌生长	有菌生长	有菌生长	有菌生长

（4）以能抑制细菌生长的药物最高稀释度为该药的抑菌效价。如试验药色泽较深，肉眼不易辨明，可分别各取出一环转种琼脂平板，经 37 ℃ 培养后观察有无生长加以区别。

【注意事项】

注意中药制剂的质量控制。

【思考题】

液体稀释法的原理是什么？

第四篇　医学寄生虫学实验技术

第十章 原 虫 实 验

实验六十九 溶组织内阿米巴（痢疾阿米巴）

【要求】

（1）掌握溶组织内阿米巴滋养体和包囊的形态特征。

（2）熟悉溶组织内阿米巴包囊与结肠内阿米巴包囊的鉴别要点。

（3）熟悉阿米巴滋养体的运动特征。

（4）掌握滋养体与包囊的检查方法。

【内容】

1. 示教

（1）溶组织内阿米巴与结肠内阿米巴滋养体和包囊铁苏木素染色与碘液染色玻片标本。

（2）阿米巴滋养体活体玻片标本。

（3）溶组织内阿米巴患者肠壁组织溃疡病理标本及病理切片玻片标本。

（4）溶组织内阿米巴肝脓肿的病理标本。

2. 标本观察

（1）活动的阿米巴滋养体。滋养体通常存在于患者的稀便或脓血便中。采取阿米巴痢疾患者的脓血黏液粪标本。或自保存 37 ℃条件下的人工培养液中，用滴管吸取培养液于载玻片上后加盖玻片，先在显微镜低倍镜下看到活动的虫体时，再转到显微镜高倍镜下仔细观察。阿米巴滋养体在显微镜高倍镜下为透明活动体，注意伪足的形成和运动特点。人工培养的滋养体，食物泡内不含有红细胞，而含有淀粉颗粒。在活体中细胞核不易看到。

（2）溶组织内阿米巴滋养体铁苏木素染色玻片标本。滋养体由胞质和胞核两部分组成，为不规则的圆形或椭圆形。在显微镜高倍镜下可见到胞质分为外质和内质，外质透明，内质为浓密颗粒状，常含有食物泡。核为圆形，核膜极薄，沿核膜内缘有一层大小均匀、排列整齐的染色质粒，核仁细小位于核中央。

① 大滋养体：大小 20～60 μm，内外质分界明显，食物泡内有红细胞、白细胞。

② 小滋养体：大小 12～30 μm，内外质分界不明显，食物泡内仅有细菌。

（3）溶组织内阿米巴包囊碘液染色玻片标本。用吸管吸取 2 滴阿米巴包囊保存液，滴于载玻片上，经碘液染色后进行观察，包囊呈圆形，直径 5～20 μm，棕黄色，内部结构需用显微镜高倍镜观察。包囊壁透明，有 1～4 个核，核中心可见核仁，核膜内缘染色质粒不清楚，在 1～2 个核的包囊中，有时可见边缘模糊棕色的糖原泡，拟染色体不清晰。

观察包囊必须与人酵母菌或脂肪滴鉴别：人酵母菌形状大小不同，内有较大的空泡；脂肪滴的反光性强，不着色，内无任何结构。

（4）溶组织内阿米巴包囊铁苏木素染色玻片标本。包囊呈圆球形，直径 5～20 μm，有 1～

4个核，4核包囊为成熟包囊，是感染阶段。核的构造同滋养体，在1～2个核的未成熟包囊内，常有糖原泡和两端钝圆棒状的拟染色体，随成熟而消失。

（5）结肠内阿米巴包囊碘液染色玻片标本。包囊较大，圆形，有1～8个核，成熟包囊为8个核，染色质粒大小不等，排列不齐，核膜厚，核仁粗大偏向一边，拟染色体束状或碎片状。

3. 技术操作

（1）生理盐水涂片检查活滋养体方法。该方法适用于急性直肠结肠炎患者的脓血便或黏液便检查活动的滋养体。脓肿穿刺液亦可做涂片镜检。于载玻片中央加生理盐水1滴，用竹签从急性阿米巴痢疾患者的脓血便或阿米巴肠炎患者的稀便中挑取绿豆大小的脓血便或稀便，在生理盐水中涂匀摊开，厚度以透过粪膜略可辨认报纸字迹为宜，加盖玻片，镜检。镜下可见黏液中有大量红细胞，少量白细胞、菱形的夏科-莱登结晶（Charcot-Leyden crystals）和活动的滋养体。若找到活动的、吞噬红细胞的大滋养体，即可确诊。

注意镜下滋养体与宿主组织细胞的区别：①滋养体大于宿主细胞；②胞核与胞质大小比例小于宿主细胞；③滋养体为泡状核，核仁居中，可见核周染色质粒；④滋养体胞质中含有吞噬的红细胞和组织碎片。

采集患者的粪便标本材料要求新鲜，装粪便容器干燥清洁，防止水、尿或其他药物污染。标本采集后应尽快送检，气温低时应注意保温，以保持滋养体活力便于鉴别。

（2）碘液染色涂片检查包囊的方法。对慢性病人的软便或带虫者的成形粪便以检查包囊为主，可观察到包囊。涂片方法同生理盐水涂片，但以碘液代替生理盐水。用竹签从慢性阿米巴痢疾患者和阿米巴带虫者的成形粪便中挑取绿豆大小的粪便。在碘液中涂匀摊开，加盖玻片，镜检。包囊染成黄色或黄绿色，糖原呈棕红色，囊壁、核仁和拟染色体均不着色。如需同时检查活滋养体与包囊，可在生理盐水涂片旁加1滴碘液，取绿豆大小粪便置碘液中涂匀，加盖玻片，镜检。这样在生理盐水一侧查滋养体，在碘液涂片一侧查包囊。

注意与结肠内阿米巴等肠道非致病阿米巴包囊相区别。因慢性阿米巴痢疾患者和阿米巴带虫者常间歇性排出包囊，因此多次粪检可提高检出率。

碘液配制：碘化钾4 g，碘2 g，蒸馏水100 mL。

【作业】

（1）绘制溶组织内阿米巴大、小滋养体形态特征图，并注明结构。

（2）绘制溶组织内阿米巴1核、2核和4核包囊形态图，并注明结构。

【思考题】

（1）在形态上如何鉴别溶组织内阿米巴与非致病性结肠内阿米巴？

（2）在粪便中检查阿米巴滋养体时，应注意哪些事项？

实验七十　阴道毛滴虫

【要求】

（1）掌握阴道毛滴虫滋养体形态特征。

（2）熟悉检查阴道毛滴虫的生理盐水涂片法操作过程。

（3）了解悬滴法技术操作。

【内容】

1. 示教

（1）阴道毛滴虫滋养体活体玻片标本。

（2）阴道毛滴虫滋养体染色玻片标本。

2. 标本观察

（1）阴道毛滴虫滋养体活体标本观察。用无菌棉签在受检者阴道后穹隆、子宫颈及阴道壁采取分泌物或吸取人工培养液 1 滴置于载玻片上，盖上盖玻片，先在显微镜低倍镜下找到无色透明，似水滴样，摇摆方式运动的虫体后，再转到显微镜高倍镜下观察。因虫体活动性大，不便仔细观察，在涂片时可加入 1∶10 血清 1 滴，以阻碍滴虫强烈运动而进行观察。虫体为梨形，向前做螺旋式转动。缩小光圈，以观察 4 根摆动的鞭毛和虫体腹面弯曲而颤动的波动膜，有时还能在虫体前端见到椭圆形的核和空泡，体后有伸出体外的轴柱。在阴道分泌物的涂片中，还能找到大而多角形的阴道上皮细胞、小而圆的白细胞以及聚集成堆的脓细胞等，应予以识别。

（2）阴道毛滴虫滋养体染色玻片标本。在显微镜低倍镜下找到呈梨形或椭圆形，大小为（10～30）μm×（5～15）μm 的淡蓝色小体后，再转到显微镜高倍镜下和油镜下观察，虫体胞质为蓝色，内有一个染成紫红色的椭圆形细胞核，位于虫体的前 1/3 处，从核前端的基体复合体发出 4 根前鞭毛和 1 根后鞭毛，被染成淡红色，后鞭毛向后伸展，连接波动膜外缘，但不游离于波动膜之外，波动膜短，位于虫体前半部的一侧，不超过虫体的一半。一根染成红色的轴柱由前向后纵贯虫体中央并伸出体外。

3. 技术操作

（1）生理盐水涂片法。取阴道后穹隆、阴道壁、子宫颈口的分泌物，置于一清洁的载玻片上，滴加 1～2 滴生理盐水后混匀后涂片，立即镜检。此法为妇科常规检查方法之一，简便易行、快速，阴道毛滴虫检出率极高。冬季检查时应注意保温，以防过冷降低滴虫活动力。当滴虫数量少时不易检出，可用浓集法检查。

（2）悬滴法。将取有阴道分泌物的棉签置于有少量温热生理盐水的试管中，将棉签充分荡洗后弃去，使虫体保持活力。取一洁净盖玻片，四周涂抹一层细薄的凡士林，吸取标本悬液滴加在盖片中央，然后取一洁净凹玻片，凹孔对准悬液并覆盖其上，稍加压力使两片黏合，轻轻将玻片翻转，使标本液悬滴于盖片下（小心勿使液体流入凹玻片孔中），制成悬滴涂片后，置镜下观察。根据虫体的形态特征与运动形式，可与白细胞、脓细胞和上皮细胞等相鉴别。此法简便快速、检出率高，并可观察到滴虫的活动状态，适用于门诊及普查。

【作业】

绘制油镜下阴道毛滴虫滋养体形态图，注明结构。

【思考题】

（1）滴虫性阴道炎的发生与哪些因素有关？

（2）检查阴道毛滴虫的注意事项有哪些？

实验七十一　杜氏利什曼原虫（黑热病原虫）

【要求】

（1）掌握杜氏利什曼原虫无鞭毛体形态特征和寄生部位。

（2）熟悉杜氏利什曼原虫前鞭毛体的形态。

【内容】

1. 示教

（1）杜氏利什曼原虫无鞭毛体染色玻片标本。

（2）杜氏利什曼原虫前鞭毛体染色玻片标本。

（3）媒介白蛉干封针插标本。

白蛉外形似蚊子，较小。头部有一对大复眼，触角细长多毛，胸部背面突出。翅一对，纺锤形，有一定的脉序。

2. 标本观察

（1）杜氏利什曼原虫无鞭毛体染色玻片标本。在油镜下观察经瑞氏或吉姆萨染色的无鞭毛体染色玻片标本。虫体大小（2.9~5.7）μm×（1.8~4.0）μm，椭圆形或圆形，胞质内有一圆形较大的紫红色细胞核，位于虫体的前 1/3 处，核前有一细小杆状着色较深的动基体、基体和鞭毛根。无鞭毛体寄生在巨噬细胞内，有的游离于细胞外，散落在红细胞及其他血细胞的间隙处。无鞭毛体须与血片中的血小板相区别，人体血小板在细胞之间，形态不规则常聚集成堆，被染成紫红色，无明显的结构。

（2）杜氏利什曼原虫前鞭毛体染色玻片标本。在油镜下观察经瑞氏或吉姆萨染色的前鞭毛体染色玻片标本。前鞭毛体呈梭形，大小为（14.3~20）μm×（1.5~1.8）μm。虫体中央有一个大而圆的核，虫体前端有动基体。核与动基体均染成红色或紫红色，细胞质呈淡蓝色，从虫体前端基体长出一根染成红色的鞭毛，并伸出游离于体外，鞭毛的长度与虫体长度相当，为虫体的运动器官。活的前鞭毛体运动活泼，鞭毛不停地摆动，常聚集成团，排列成菊花状。

3. 技术操作　骨髓穿刺检查杜氏利什曼原虫无鞭毛体，以骨髓穿刺涂片法最为常用。髂骨穿刺简便安全，原虫检出率为 80%~90%。淋巴结穿刺多在腹股沟、颈部、肱骨上滑车上部等处选择肿大的淋巴结，检出率在 46%~87%，也可做皮肤活组织检查。一般常做髂骨穿刺，患者侧卧，露出髂骨部位。视年龄大小而选用 17~20 号带针芯的穿刺针，常规消毒、局麻后，在髂前上棘后约 1 cm 处刺入皮肤，再慢慢进入骨内 0.5~1 cm，当针尖阻力突然消失时，即已进入骨髓腔内，拔出针芯，接上 2 mL 注射器，抽取骨髓液。取骨髓穿刺液 1 滴于一清洁的载玻片上，制成薄膜涂片，待薄膜涂片完全干燥后，用毛细吸管吸取甲醇滴于薄膜上，使甲醇固定液覆盖薄膜。如取出的穿刺液较少，可用穿刺针在载玻片中部涂抹均匀，然后用瑞氏或吉姆萨染液进行染色，镜检。

【作业】

（1）绘制杜氏利什曼原虫无鞭毛体形态图，并注明结构。

（2）绘制杜氏利什曼原虫前鞭毛体形态图，并注明结构。

【思考题】

（1）杜氏利什曼原虫无鞭毛体病原学诊断方法有哪些？

（2）为什么黑热病比其他四大寄生虫病更容易消灭？

实验七十二　刚地弓形虫

【要求】

掌握弓形虫滋养体的形态特征。

【内容】

1. 示教　弓形虫滋养体染色玻片标本。

2. 标本观察　弓形虫滋养体染色玻片标本。在中间宿主有核细胞内分裂繁殖，是宿主急性感染阶段的虫体形态。用油镜观察经吉姆萨染色的弓形虫滋养体标本，虫体呈香蕉形或半月形，一端较尖，另一端钝圆，一边较扁平，另一边较弯曲，长为 4～7 μm，最宽处为 2～4 μm。胞质呈蓝色并有少量颗粒。虫体中央稍偏后有一紫红色的细胞核。

3. 技术操作

1）弓形虫血循环抗原检测　用双抗体夹心法检测。用特异性抗体包被于固相载体，经洗涤后加入含有抗原的待测样品，如待检样品中有相应抗原存在，即可与包被于固相载体上的特异性抗体结合，经保温孵育洗涤后，即可加入酶标记特异性抗体，再经孵育洗涤后，加底物显色进行测定，底物降解的量即为待测抗原的量。

操作步骤

（1）包被抗体。用包被缓冲液稀释弓形虫特异性抗体至最适浓度（1～10 μg/mL），每凹孔加 0.3 mL，4 ℃过夜，或 37 ℃水浴 3 h，贮存冰箱。

（2）洗涤。移去包被液，凹孔用洗涤缓冲液（含 0.05%吐温-20）洗 3 次，每次 5 min。

（3）加被检标本。每凹孔加入 0.2 mL 用稀释缓冲液稀释的含弓形虫抗原的被检标本，37 ℃作用 1～2 h。

（4）洗涤。重复 2 次。

（5）加酶标抗体。加入 0.2 mL 用稀释缓冲液稀释的酶标记特异性抗体溶液，37 ℃作用 1～2 h 或由预试试验确定作用时间。

（6）洗涤。重复 2 次。

（7）加底物。加入 0.2 mL 底物溶液于每个凹孔，室温作用 30 min（另做一空白对照，0.4 mL 底物加 0.1 mL 终止剂）。

（8）加终止剂。每凹孔加 2 mol/L H_2SO_4 或 2 mol/L 枸橼酸 0.05 mL。

（9）观察记录结果。目测或用酶标仪测定 OD 值。

2）抗弓形虫抗体 IgG 检测　测定抗体最常用的方法。将已知抗原吸附于固相载体，加入待检标本（含相应抗体）与之结合，洗涤后加入酶标抗体和底物进行测定。本法用不同种抗原包被固相载体后，只要用一种酶标记抗人球蛋白，即可做多种人的寄生虫病的血清学诊断。

操作步骤：

（1）用已知弓形虫抗原包被固相载体。用包被缓冲液稀释抗原至最适浓度（5～20 μg/mL），于微反应板每个凹孔中加 0.3 mL，4 ℃过夜或 37 ℃水浴 2～3 h，贮存于冰箱。

（2）洗涤。移去包被液，凹孔用洗涤缓冲液（含 0.05%吐温-20）洗 3 次，每次 5 min。

（3）加待检标本。每凹孔加入用含有 0.05%吐温-20 的稀释缓冲液稀释的被检血清各 0.2 mL，37 ℃，作用 1～2 h。

（4）洗涤。重复 2 次。

（5）加入酶结合物。每凹孔加入稀释缓冲液稀释的酶结合物 0.2 mL，37 ℃作用 1～2 h。

（6）洗涤。重复 2 次。

（7）加底物。加入 0.2 mL 底物溶液于每个凹孔，室温作用 30 min（另做一空白对照，0.4 mL 底物加 0.1 mL 终止剂）。

（8）加终止剂。每凹孔加 2 mol/L H_2SO_4 或 2 mol/L 枸橼酸 0.05 mL。

（9）观察记录结果。目测或用酶标仪测定 OD 值。

【作业】

绘制油镜下弓形虫滋养体形态图，注明结构名称。

【思考题】

（1）弓形虫生活史与疟原虫生活史有何异同点？

（2）人是如何感染弓形虫的？

实验七十三　疟　原　虫

【要求】

（1）掌握间日疟原虫红细胞内期各期的形态特征及主要媒介蚊种。

（2）熟悉恶性疟原虫和三日疟原虫红细胞内期各期的形态特征。

（3）以人工感染的鼠疟为材料，熟悉疟原虫厚、薄血片制作和染色的技术操作。

【内容】

1. 示教

（1）间日疟原虫薄血片中红细胞内期各期的原虫形态特征。

（2）恶性疟原虫薄血片中的环状体及骨髓涂片中雄、雌配子体的形态特征。

（3）三日疟原虫薄血片中红细胞内期各期的原虫形态特征。

（4）媒介昆虫针插标本

①中华按蚊：体较大，灰色，翅前缘有 2 个白斑。

②微小按蚊：体较小，深灰色，翅前缘有 4 个白斑。

2. 标本观察

1）间日疟原虫薄血片染色玻片标本

（1）早期滋养体（环状体）。被寄生的红细胞无改变，原虫本身形似戒指。1 个点状的红色核，位于细胞质一侧。蓝色细胞质呈环状，中央有 1 个不染色的空泡，整个虫体大小约为被寄生红细胞直径的 1/3 左右。

（2）晚期滋养体（阿米巴型滋养体）。被寄生的红细胞胀大，颜色较淡，常可看到许多细小而颜色鲜红的薛氏小点（Schuffner's dots）和疟色素（malarial pigment）。主要特征是细胞质有不规则的阿米巴样伪足伸出，并形成明显的空泡。一个紫红色的细胞核增大，但尚未分裂，细胞质内开始出现烟丝状疟色素。

（3）裂殖体。细胞质致密，无空泡及伪足。主要特征是细胞核开始分裂，疟色素增加。未成熟裂殖体形状不规则，核已分裂为 1 个以上。成熟裂殖体的核已分裂为 12～24 个，最后细胞质随核的分裂而分裂，每一个核被部分细胞质包绕形成 12～24 个裂殖子，平均16 个。黄褐色的疟色素集中在虫体的中央或一侧。

（4）配子体。被寄生的红细胞显著胀大，疟原虫充满整个红细胞。

雌配子体（大配子体）细胞质染成深蓝色，核小而坚实，深红色，位于一侧。疟色素多而粗大，常位于细胞核周围。

雄配子体（小配子体）细胞质染成淡蓝色，核大而疏松，淡红色，位近中央。疟色素多而粗大，常位于细胞核周围。

2）恶性疟原虫染色玻片标本

（1）环状体。被寄生的红细胞大小一般正常，环状体较小，约占被寄生红细胞直径的 1/5～1/6，细胞质纤细，核较小，常在同一个红细胞内，有 2 个或 2 个以上的环状体寄生，或 1 个环上有 2 个细胞核。

（2）配子体。呈半月形或香蕉形，被寄生的红细胞常因胀破而不易见到或仅能见到一部分，附在配子体凹面的一侧。核在虫体中部，黑褐色的疟色素颗粒往往围绕在红色核的周围，因此不易分辨核的大小，甚至有时只能看到疟色素而看不到核。

①雌配子体：两端较尖呈半月形，细胞质染成深蓝色，核小而较致密，染成深红色，位于虫体中央，深褐色疟色素围绕在核的周围。

②雄配子体：两端钝圆呈香蕉形，细胞质染成浅蓝色，核大而疏松，染成淡红色，位于虫体中央，棕黄色的疟色素围绕在核的周围。

3. 技术操作　通常从患者耳垂或手指端采血，制成厚、薄血膜，经吉姆萨或瑞氏染液染色后镜检，查找疟原虫。该法简便易行，结果可靠，至今仍是最常用的方法。薄血膜中疟原虫形态完整，被感染红细胞未被破坏，容易识别和鉴别虫种。厚血膜由于原虫集中易检获，检出率是薄血膜的 15～25 倍，由于制片过程中红细胞溶解，原虫形态有所改变，虫种鉴别较困难。

（1）厚血膜。取 10 μL 末梢血滴在干净载玻片上另一端 1/3 处，用另一玻片的一角接触血滴，画圆，使血滴形成直径为 0.5～1cm 的血膜，以透过血膜刚好能看清书本上的字迹为宜，水平放置，室温待干。厚血膜为多层血细胞的重叠，约等于 20 倍薄血膜的厚度。过厚则血膜易脱落，过薄则达不到浓集虫体的目的。

用吸管吸取吉姆萨染色液滴加在血膜上，染 30 min。吉姆萨染液低渗，能使厚血膜中的红细胞溶血，血红蛋白逸出，而疟原虫则不被溶解，保持其形态，并被染料染色。因此，厚血膜在染色前切不可固定，或被甲醇污染。厚血膜在单位面积中的红细胞数远远超过薄血膜，有浓集虫体的作用，检出率高。

（2）薄血膜。取 10 μL 末梢血滴在洁净载玻片 1/3 与 2/3 交界处，用推片的下缘接触血滴，保持与载玻片水平接触并呈 30°夹角，使血滴沿推片下缘向载玻片两侧扩散 80%，匀速将推片向另一侧推动，使形成均匀的薄血膜，推制良好的薄血膜应"头、体、尾"鲜明，室温待干。血量不宜太多或太少，两玻片间的夹角要适当，否则血膜会过厚或过薄。推片时用力要均匀，一次推成，切勿中途停顿或重复推片。

用吸管吸取甲醇滴加在血膜上固定血膜或将血膜浸入甲醇中几秒钟固定血膜，自然干燥后。用吸管吸取吉姆萨染色液滴加在血膜上，染 30 min。用流水缓缓冲去染液，自然干燥。注意不可事先将染液倾去，否则血片上会留有大量的染料沉渣，影响镜检。

在镜检薄血膜过程中，有时遇见与疟原虫类似的物体，应加以区别。如单个血小板附着于红细胞上，易误认为环状体或发育中的滋养体。成堆的血小板易误认为成熟裂殖体等。当厚、薄血膜涂在同一片上时，应先检查厚血膜，发现疟原虫后如鉴定虫种有困难，可再仔细观察薄血膜，以节约时间，提高镜检率。

【作业】

绘制间日疟原虫红细胞内期各期的原虫形态图，并注明结构。

【思考题】

（1）简述疟原虫生活史与致病的关系。

（2）厚、薄血片检查疟原虫各有哪些优缺点？结合自己的操作，谈谈制作一张满意的厚、薄血片应具备哪些条件？

第十一章　线虫实验

实验七十四　似蚓蛔线虫（蛔虫）

【要求】

1. 了解蛔虫的一般形态和内部结构。
2. 掌握受精蛔虫卵与未受精蛔虫卵的形态特征，熟悉蛔虫生活史过程。
3. 掌握粪便直接涂片法的技术操作。

【内容】

1. 示教

（1）蛔虫成虫内部结构解剖大体标本。

（2）成虫保藏标本。活蛔虫略带粉红色或微黄色，经福尔马林固定后呈灰白色。圆柱形，两端渐细，体表光滑而有细纹。

（3）蛔虫唇瓣染色玻片标本。

（4）病理标本。蛔虫肠梗阻病理标本、蛔虫阑尾炎病理标本、胆道蛔虫症病理标本。

2. 标本观察

（1）受精蛔虫卵为椭圆形，卵壳较厚而透明，表面有一层凹凸不平的蛋白质膜。新鲜粪便中的虫卵因受宿主胆汁染色呈棕黄色。卵内有一个大而圆的卵细胞，其两端与卵壳之间形成新月形间隙。

（2）未受精蛔虫卵为长椭圆形，有时形状不甚规则，棕黄色，卵壳及蛋白质膜均较受精卵薄，卵内含有许多大小不等的屈光颗粒。

（3）感染性蛔虫卵。新鲜粪便中的受精蛔虫卵，在阴暗、潮湿、温暖的环境中培养，卵细胞发育过程经过卵裂期、桑葚期、蝌蚪期、幼虫期而形成感染性虫卵。

将服药后驱出的雌蛔虫，置于固定标本的玻璃板上，从虫体背部略偏背中线的地方剪开，暴露虫体消化系统和生殖系统。取出雌性生殖系统，摘取约 2 cm 长的末段子宫，用小镊子夹住一端，用另一小镊子将卵从另一端挤入小培养皿中，用吸管吸取生理盐水冲散卵团，可获得许多虫卵。因从雌蛔虫取出的虫卵是无色的，加数滴猪胆汁于虫卵悬液中可使虫卵染成黄褐色，然后离心沉淀，可获得较纯净的蛔虫卵。

（4）蛔虫唇瓣染色玻片标本。显微镜低倍镜下观察，可见三片唇瓣，一个在背面称背唇，两个在腹面称为腹唇，呈"品"字形排列。背唇较大，呈扁椭圆形，其基部两侧有突出的乳突一对。腹唇较小，每唇侧缘各有小乳突一对，均为感觉器官。三个唇瓣之间为口孔。

3. 技术操作　生理盐水直接涂片法：在洁净的载玻片上滴一滴生理盐水，用牙签挑取绿豆大小的粪便，在生理盐水中涂抹均匀，除去大块粪渣，加上盖片，涂片的厚薄以透过涂片看清书本上的字迹为宜。先在显微镜低倍镜下观察，再换显微镜高倍镜观察。此法是检查粪便中蠕虫卵的常规的、最简单的诊断方法。应注意虫卵与粪便中的异物鉴别。虫卵都具有一定的形状和大小，卵壳表面光滑整齐、有色泽，卵内含卵细胞或幼虫。此法用以检查蠕虫卵、原虫的包囊和滋养体。方法简便、快速。由于所用的分量少，对轻度感染很容易漏诊，若连续做 3 次涂片，可以提高检出率。

【作业】

绘制受精蛔虫卵和未受精蛔虫卵的形态图，并注明结构（显微镜低倍镜下观察）。

【思考题】

（1）简述蛔虫生活史及受精卵形态的特征。

（2）粪便检查是否可以诊断出全部的蛔虫感染者？为什么？

实验七十五　　毛首鞭形线虫（鞭虫）

【要求】

（1）掌握鞭虫卵的形态特征。

（2）熟悉鞭虫成虫的形态及生活史。

【内容】

1. 示教

（1）鞭虫成虫染色玻片标本。

（2）鞭虫卵玻片标本。

（3）鞭虫成虫寄生在大肠肠壁上的病理标本。

2. 标本观察

（1）鞭虫成虫保藏标本。鞭虫外形似马鞭状，虫体的前部较细，后端较粗，灰白色。雌虫较长，尾端钝圆。雄虫较短，尾端向腹面呈环状卷曲，有交合刺 1 根。雌雄成虫的生殖系统均为单管型。

（2）鞭虫卵观察。用吸管吸取鞭虫卵保存液，滴 1 滴在洁净的载玻片上，做一涂片，在显微镜低倍镜下观察虫卵形态。卵形似腰鼓，棕黄色，卵壳厚，在卵的两端各有 1 个塞状的透明栓，在新鲜粪便中所见到的虫卵，卵内含有 1 个尚未分裂的卵细胞。

【作业】

绘制鞭虫卵的形态图，并注明结构（显微镜低倍镜下观察）。

【思考题】

简述鞭虫卵的形态特征。

实验七十六　　蠕形住肠线虫（蛲虫）

【要求】

（1）掌握蛲虫卵的形态特征。

（2）熟悉成虫的形态结构及诊断蛲虫病的技术操作。

【内容】

1. 示教

（1）蛲虫成虫染色玻片标本。

（2）蛲虫卵玻片标本。

（3）蛲虫钻入阑尾腔内的病理标本。

2. 标本观察

（1）蛲虫成虫保藏标本。成虫为乳白色小型线虫，体表角皮具横纹，前端角皮膨大，形成头翼，口周具 3 个小唇瓣，咽管末端膨大呈球形，称咽管球。雌虫较大，尾部长而尖细，成熟的雌虫子宫内充满虫卵，因此虫体中部特别粗大。雄虫很小，后 1/3 部向腹面卷曲。

（2）蛲虫卵观察。用吸管吸取蛲虫卵保存液，滴 1 滴在洁净的载玻片上，置于显微镜低倍镜下观察，光线不宜太强，虫卵呈椭圆形，两侧不对称，一侧略扁平，另一侧隆起，无色透明，壳较厚。虫卵在排出时，卵内胚胎已发育至蝌蚪期，在外界仅需数小时就可发育成为含幼虫的虫卵。

3. 技术操作

（1）肛门棉拭子法。先将消毒棉签浸泡在生理盐水中，取出时挤去过多的生理盐水，在肛门周围擦拭，然后将棉签放入盛有饱和盐水的试管中，充分搅动，迅速提起棉签，在试管内壁挤去多余饱和盐水后弃去，再加饱和盐水至管口处，覆盖一载玻片使其接触液面，5 min 后取下载玻片镜检，也可将擦拭肛门的棉签放于盛有清水的试管中，经充分浸泡，取出，在试管内壁挤去水分后弃去。试管静置 10 min，或经离心后，倒去上液，取沉渣镜检。

（2）透明胶纸法。剪取市售宽约 2 cm 的透明胶带，剪成长约 6 cm，粘贴于载玻片上备用。使用时揭开胶带，用有胶的一面粘贴肛门周围的皮肤，背面用棉签拭子压迫，取下后将有胶面平贴在载玻片上，在显微镜下镜检。

以上两种方法是根据雌性蛲虫在人体肛门周围及会阴部皮肤产卵，虫卵附着于肛门周围皮肤上的特性而设计。一般在清晨醒后、便前、洗澡前进行检查，如首次检查阴性，可连续检查 2～3 d。

【作业】

绘制蛲虫卵形态图，并注明结构（显微镜低倍镜下观察）。

【思考题】

（1）诊断蛲虫病为什么不从粪便中检查蛲虫卵？

（2）根据蛲虫生活史特点，简述蛲虫的防治应注意哪些环节？

实验七十七 钩 虫

【要求】

（1）掌握十二指肠钩虫及美洲钩虫的形态鉴别和钩虫卵的形态特征。

（2）掌握诊断钩虫病的饱和盐水漂浮法。

（3）熟悉试管钩蚴培养法。

【内容】

1. 示教

（1）十二指肠钩虫口囊玻片染色标本。

（2）美洲钩虫口囊玻片染色标本。

（3）十二指肠钩虫交合伞玻片染色标本。

（4）美洲钩虫交合伞玻片染色标本。

（5）钩虫咬附于小肠肠壁的病理标本。

（6）钩虫卵玻片标本。

2. 标本观察

（1）钩虫成虫保藏标本。十二指肠钩虫和美洲钩虫成虫长约 1cm，半透明，肉红色，死后呈灰白色。虫体头端向背面仰曲，形成钩状体态。两种钩虫自然弯曲的体态不同，十二指肠钩虫头部与体部弯曲方向一致，似"C"字形。美洲钩虫头部与体部弯曲方向相反，似"S"形。

钩虫头顶端有一发达的口囊，其上缘为背面，下缘为腹面，口囊后紧接肌肉发达的咽管壁。雌虫大于雄虫，雌虫尾端尖细，雄虫尾端膨大呈伞状。

（2）十二指肠钩虫雄虫玻片染色标本。用显微镜低倍镜观察，虫体前端为椭圆形口囊，口囊内壁腹面两侧有两对钩齿。虫体后端膨大形成膜状交合伞，侧面观宽度大于长度，交合伞上有辐射状排列并分支的辐肋构造。位于背面的叫背辐肋，于末端约 1/3 处分成二支，而每一支末端又分为三小支。由交合伞中伸出两根鬃状的交合刺至体外，末端分开。

（3）美洲钩虫雄虫玻片染色标本。用显微镜低倍镜观察，虫体前端为椭圆形口囊，口囊内一对板齿，虫体后端的交合伞侧面观长度等于宽度；背肋在基部分为二支，每一支的末端又分成二小支。经交合伞伸出的两根交合刺在末端合并，形成一小的倒钩。

（4）钩虫卵玻片标本。用显微镜低倍镜观察，光线不要太强。钩虫卵为椭圆形，卵壳薄而透明，虫卵内含不同发育时期的卵细胞。新鲜粪便中查见的钩虫卵，卵内卵细胞为 4～8 个，若患者便秘或粪便放置过久，虫卵内卵细胞可分裂为多细胞期。卵内卵细胞无论分裂到何状态，其卵壳与细胞间总是可见明显空隙。十二指肠钩虫卵与美洲钩虫卵的形态不易区别。

3. 技术操作

（1）饱和盐水漂浮法。本法利用某些蠕虫卵的比重小于饱和盐水，虫卵可浮于水面的原理。特别是钩虫卵，漂浮在溶液上面，而达到浓集目的。用竹签取黄豆大小的粪便约 5 g，置于高 3.5 cm、直径约 2 cm 的圆形直筒浮聚瓶中，加入少量饱和盐水，用玻璃棒搅拌调匀，用吸管慢慢滴加饱和盐水，除去液面上漂浮的大块杂质，至液面略高于瓶口，以不溢出为止。在瓶口覆盖一载玻片，静置 15～20 min 后，将载玻片提起并迅速翻转，避免液体滴落。显微镜下镜检（加盖玻片效果更好）。此法用以检查钩虫卵效果最好，也可用于检查其他线虫卵和微小膜壳绦虫卵，但不适于检查吸虫卵、原虫包囊、未受精蛔虫卵和带绦虫卵。

饱和盐水配制：将食盐慢慢加入盛有沸水的容器内，不断搅动，直至食盐不再溶解为止。100 mL 沸水约需 30～40 g 食盐。

（2）试管钩蚴培养法（示教），又称试管滤纸培养法。在适宜的温湿度的条件下，钩虫卵很快发育并孵出幼虫，一般在 3～5 d 后，可用肉眼或放大镜观察，检出率为直接涂片法的 7 倍，也优于饱和盐水浮聚法，孵出的丝状蚴可做虫种鉴定。

将滤纸剪成与试管等宽但较试管稍长的"T"字形纸条，用笔书写受检者姓名或编号于横条部分。取粪便约 0.2～0.4 g，均匀地涂抹在滤纸竖部的上部 2/3 处，再将滤纸插入试管，沿管壁加水，使滤纸下端浸泡在水中，以粪便不接触水面为度，在 25～30 ℃条件下培养。培养期间每天补充水，以保持水面高度，维持滤纸湿度，3 d 后观察试管底部或取沉渣检查。钩蚴在水中常做蛇行游动，虫体透明。如未发现钩蚴，应继续培养观察至第 5 d。气温太低时可将培养管放入 30 ℃左右的温水中，数分钟后再检查。如果进行虫种鉴定，需要使其发育到丝状蚴期，在显微镜下检查定种，还可通过计数钩蚴数来了解钩虫感染度或考核疗效。

【作业】

（1）绘制钩虫卵形态图，并注明结构（显微镜低倍镜下观察）。

（2）绘制两种钩虫口囊形态图（显微镜低倍镜下观察）。

【思考题】

（1）比较饱和盐水漂浮法和钩蚴培养法的优缺点。

（2）钩虫卵计数在临床与流行病学上有什么意义？

实验七十八 班氏吴策线虫（班氏丝虫）及马来布鲁线虫（马来丝虫）

【要求】

（1）掌握班氏微丝蚴及马来微丝蚴的形态特征。

（2）熟悉血液检查微丝蚴的技术操作。

【内容】

1. 示教

（1）丝虫成虫保藏标本。丝虫虫体细长呈乳白色，雄虫尾部向腹部卷曲，雌虫较雄虫长，尾部不卷曲。

（2）班氏微丝蚴染色玻片标本。

（3）马来微丝蚴染色玻片标本。

（4）中间宿主（中华按蚊和淡色库蚊）针插标本。

（5）丝虫引起的阴囊象皮肿病理标本。

2. 标本观察 微丝蚴的形态、体表有无鞘膜、尾端有无体核、头间隙的长与宽比例、体核密度及分布情况等是鉴别不同丝虫虫种的要点，采取的标本要及时进行固定和染色。

（1）未染色微丝蚴玻片标本。在显微镜低倍镜下观察厚血膜片，微丝蚴呈丝状，无色透明，反光性强，虫体前端钝圆，后端尖细，有一定的体态、大小和弯曲。注意和纤维区别，纤维大小不等，边缘不整齐，两端平截，无一定结构和形态。

（2）班氏微丝蚴染色玻片标本。先用显微镜低倍镜找到弯曲的微丝蚴，然后转显微镜高倍镜和油镜观察。班氏微丝蚴体态弯曲比较自然柔和，前端钝圆，后端尖细，体外被有一层均匀染色的鞘膜。体内有许多细胞核，染成蓝色，大小相等，呈圆形或椭圆形，排列整齐，间隔清楚。虫体前端为一无体核的头间隙，头间隙长宽相等，体核分布到虫体后端，无尾核。

（3）马来微丝蚴染色玻片标本。马来微丝蚴细小，体外被有鞘膜，虫体弯曲比较僵直，大弯曲中有小的弯曲，体核大小形状不一，排列不整齐，常重叠在一起，不易数清。头间隙较长，长度是宽度的 1 倍，尾部有前后排列的 2 个尾核。

3. 技术操作　厚血片法是诊断丝虫病最常用的方法，不仅可以避免漏检，还可鉴别虫种和定量计数微丝蚴。用 75%乙醇棉球消毒受检者耳垂，待干后用左手拇指与食指捏着耳垂下方，使其皮肤绷紧，右手持采血针，速刺耳垂，挤出三大滴血置于清洁载玻片中央。用另一载玻片将血滴涂布成 2 cm×3 cm 大小的椭圆形血膜，厚薄应均匀、边缘整齐，平放、隔夜自然干燥。将厚血片平放在实验台上加蒸馏水于厚血膜上，经 15 min 溶血后红细胞脱去血红蛋白，血膜变为乳白色，然后倾去血膜上的血水，擦干玻片反面的水迹。用吸管吸取甲醇或无水乙醇固定血膜。将稀释的吉姆萨染液滴于已固定的厚血膜上，染色 30 min，用 pH 7.0~7.2 的磷酸盐缓冲液轻轻冲洗血膜，注意不可直接对着血膜冲洗。血涂片阴干后镜检。

丝虫检查采血时间应在晚上 9 点以后进行；载玻片必须清洁，不可带油迹，以免使血膜脱落；刺血针和局部皮肤必须经 75%乙醇消毒后方可刺血。

【注意事项】

（1）血膜涂制后，必须平放，以免血膜凝集一侧。

（2）夏秋季制作血膜晾干过程中，应有防蝇措施，防止苍蝇将蛔虫卵等病原体携带到血膜上。

（3）血膜晾干后，应在 2~3 d 内溶血，搁置太久，血红蛋白凝固，不易溶解脱落。

【作业】

绘制班氏微丝蚴和马来微丝蚴形态图，并注明结构（油镜或显微镜高倍镜下观察）。

【思考题】

（1）实验中如何鉴别班氏微丝蚴和马来微丝蚴？

（2）丝虫病诊断中，虫种鉴定有何实用价值？

（3）厚血片法检查微丝蚴阴性结果，其原因有哪些？

第十二章　吸虫实验

实验七十九　华支睾吸虫（肝吸虫）

【要求】

1. 掌握肝吸虫卵的形态特征，熟悉肝吸虫成虫的形态结构。
2. 熟悉肝吸虫生活史过程中的各期幼虫形态和第一、第二中间宿主。
3. 熟悉肝吸虫病的实验诊断方法。

【实验内容】

1. 示教

（1）肝吸虫成虫保藏标本。
（2）肝吸虫成虫玻片染色标本。
（3）肝吸虫囊蚴玻片染色标本。
（4）肝吸虫卵玻片标本。
（5）肝吸虫成虫寄生在肝胆管内病理标本。
（6）肝吸虫中间宿主：第一中间宿主（豆螺、沼螺）；第二中间宿主（淡水鱼类、虾）。

2. 标本观察

（1）肝吸虫成虫玻片染色标本。用肉眼或解剖镜观察，某些细微结构用显微镜低倍镜观察，外形呈葵花子状，虫体狭长，背腹扁平，前端略窄，后端钝圆。口吸盘略大于腹吸盘，位于虫体前端，腹吸盘位于虫体腹面的前 1/5 处。雌雄同体，雄性生殖器官有睾丸 2个，呈分支状，前后排列在虫体后 1/3 处。雌性生殖器官有卵巢 1 个，细小呈分叶状，位于睾丸之前。卵黄腺分布于虫体中 1/3 的虫体两侧。

（2）肝吸虫卵玻片标本。在显微镜低倍镜下如芝麻大小，观察结构需在显微镜高倍镜下进行。虫卵黄褐色，壳厚，有卵盖，卵盖周围由于卵壳外凸而形成肩峰，后端钝圆，有一个由卵壳增厚而形成的逗点状突起。卵内含有一个发育成熟的毛蚴。

【作业】

绘制肝吸虫虫卵形态图，并注明结构（显微镜低倍镜、显微镜高倍镜下观察）。

【思考题】

（1）简述肝吸虫卵的形态特征。
（2）肝吸虫病的主要防治措施有哪些？

实验八十　布氏姜片吸虫（姜片虫）

【要求】

（1）掌握姜片虫卵的形态特征，熟悉姜片虫成虫的形态结构。

（2）熟悉姜片虫生活史过程中各期幼虫的形态和第一、第二中间宿主。

【内容】

1. 示教

（1）姜片虫成虫保藏标本。

（2）姜片虫卵玻片标本。

（3）中间宿主和水生植物媒介：扁卷螺、菱角、荸荠等大体标本。

（4）姜片虫成虫玻片染色标本。

2. 标本观察

（1）姜片虫成虫玻片染色标本。用肉眼或放大镜观察，某些细微结构用显微镜低倍镜观察。姜片虫成虫硕大，椭圆形，肥厚，背腹扁平，前窄后宽，口吸盘位于虫体前端，直径约 0.5 mm，腹吸盘靠近口吸盘后方，肌肉发达，呈漏斗状，较口吸盘大 4～5 倍，肉眼可见。咽和食管短，肠支在腹吸盘前分为两支，呈波浪状弯曲，向后延至虫体末端；睾丸两个，呈珊瑚状分支，前后排列于虫体的后半部。卵巢分支状，位于子宫与睾丸之间，充满虫卵的子宫盘曲在卵巢和腹吸盘之间，弯曲前行，开口于腹吸盘前缘高度。

（2）姜片虫卵玻片标本是人体寄生虫卵中最大的，椭圆形，淡黄色，壳薄，一端具有一不明显的卵盖，卵内可见 1 个卵细胞和 20～40 个卵黄细胞。

【作业】

绘制姜片虫卵形态图，并注明结构（显微镜低倍镜下观察）。

【思考题】

（1）简述姜片虫卵的形态特征。

（2）姜片虫病的主要防治措施有哪些？

实验八十一　卫氏并殖吸虫（肺吸虫）

【要求】

（1）掌握肺吸虫卵的形态特征，熟悉肺吸虫成虫的形态结构。

（2）熟悉肺吸虫生活史过程中的各期幼虫形态和第一、第二中间宿主。

（3）熟悉肺吸虫病的实验诊断方法。

【内容】

1. 示教

（1）肺吸虫成虫保藏标本。

（2）肺吸虫成虫玻片染色标本。

（3）肺吸虫中间宿主大体标本：第一中间宿主（川卷螺）；第二中间宿主（石蟹、蝲蛄）。

（4）肺吸虫成虫寄生于肺部的病理标本。

（5）肺吸虫卵玻片标本。

2. 标本观察

（1）肺吸虫成虫玻片染色标本。虫体椭圆形，口吸盘位于虫体前端，腹吸盘在虫体中横线之前，两吸盘大小略同。消化系统有口、咽、食道和肠管，后者分为左右两支，沿虫体两侧向后延伸至体末。卵巢1个，分5～6叶，呈指状，与盘曲的子宫左右并列于腹吸盘之后的两侧。睾丸2个，呈分支状，左右并列于虫体后1/3处。卵黄腺滤泡状，密布于虫体两侧。生殖器官左右并列为本虫的显著形态特征。

（2）肺吸虫卵观察。用吸管吸取肺吸虫卵保存液，滴1滴于载玻片上，在显微镜低倍镜下观察，肺吸虫卵形状变异较大，为椭圆形，金黄色，一端有一较大而明显的卵盖，常倾斜，亦有卵盖丢失而缺卵盖，另一端卵壳增厚，内含1个卵细胞和10余个卵黄细胞。

3. 技术操作 痰液检查：取病人早晨醒来后用力咳出的气管深处的痰液送检，勿混入唾液。若痰过于黏稠不易咳出，可使患者进行雾化吸入数分钟，以助咳出痰液。挑取带脓血的痰涂成薄膜，覆以盖玻片，置镜下观察。镜下见有菱形的夏科-莱登结晶，提示可能有肺吸虫感染。收集患者24 h痰液，置烧杯中，加等量10% NaOH，用玻璃棒搅匀，置37 ℃温箱中，数小时后痰已被消化为稀液状。放入离心管内，1 500 r/min离心10 min，弃上液，取沉渣镜检。

【作业】

绘制肺吸虫卵形态图，并注明结构（显微镜低倍镜下观察）。

【思考题】

如何鉴别诊断肺吸虫病和其他咳血患者？

实验八十二　日本血吸虫

【要求】

（1）掌握日本血吸虫的成熟虫卵和毛蚴的形态特征。

（2）熟悉日本血吸虫生活史过程及其中间宿主钉螺的外部形态。

（3）熟悉日本血吸虫病的免疫病理变化。

（4）熟悉日本血吸虫病常用的诊断方法，掌握水洗沉淀法和毛蚴孵化法的技术操作。

【内容】

1. 示教

（1）日本血吸虫成虫保藏标本。

（2）日本血吸虫毛蚴玻片染色标本。

（3）日本血吸虫尾蚴玻片染色标本。

（3）日本血吸虫中间宿主钉螺。

（4）日本血吸虫病理标本：①日本血吸虫成虫（雌雄合抱）寄生在肠系膜静脉血管内病理标本；②满布虫卵结节的日本血吸虫病兔的肝脏病理标本。

（5）日本血吸虫卵玻片标本。

2. 标本观察

（1）日本血吸虫成虫玻片染色标本。在显微镜低倍镜下观察，雌雄异体，雌虫常寄居于雄虫的抱雌沟内，呈雌雄合抱状态。雌雄虫前端都具有发达的口吸盘与腹吸盘。消化系统有口、咽、食管和肠管。肠管在腹吸盘之前分左右两支，在虫体的中后部汇合，终止于末端。

成虫吸食血液，消化后的血色素沉积于肠管壁，使虫体尾端呈黑色，雌雄虫有口吸盘、腹吸盘，口吸盘在虫体的最前端腹面，腹吸盘距口吸盘不远，向外突出如杯状，有粗短蒂柄与体部相连。口位于口吸盘中，无咽，口下为食道。肠管自腹吸盘附近分为两支至虫体后 1/3 处又合并为一单一肠管，末端为盲端。肠内有黑色的血色素，雌虫多于雄虫，故雌虫呈黑色。

雄虫生殖器官有 7 个紫红色睾丸，纵向排列于腹吸盘后，生殖孔开口于腹吸盘下方。雄虫自腹吸盘后起，虫体两侧向腹面卷曲，形成抱雌沟。

雌虫生殖器官卵巢染色较深，椭圆形，位于虫体中横线后，输卵管自卵巢发出，沿虫体一侧向前延伸。卵黄腺分布于单一肠管周围，卵黄管由卵黄腺发出，前伸到卵巢前方与输卵管汇合形成卵模，卵模周围有梅氏腺。卵模前为直管形的子宫，子宫开口于腹吸盘后的生殖孔，子宫内含有数十个虫卵。

（2）日本血吸虫卵观察。用吸管吸取日本血吸虫卵保存液，滴 1 滴于载玻片上做涂片，显微镜低倍镜或显微镜高倍镜下观察，成熟卵较大，椭圆形，淡黄色，壳薄，无卵盖，卵壳一侧有小棘，是鉴别日本血吸虫卵的重要标志。卵内可见 1 个成熟的毛蚴。

（3）日本血吸虫尾蚴玻片染色标本。在显微镜低倍镜下观察，尾蚴分体部和尾部，可见腹吸盘和成对的头腺，腺管通向前端，尾部分叉。

（4）日本血吸虫毛蚴玻片染色标本。在显微镜低倍镜下观察，毛蚴呈梨状，前端有一乳突，体外被有纤毛。

3. 技术操作

（1）水洗沉淀法是利用虫卵的比重大于水，而可沉积虫卵于水底。取粪便 20～30 g，加 10～12 倍水制成混悬液，用 40～60 孔金属筛过滤于 500 mL 三角量杯内，再加清水冲洗残渣；过滤粪液在容器中静置 25 min，倒去上液，重新加满清水，以后每隔 15～20 min 换水一次，共 3～4 次，直至上清液清澈为止。最后倒去上清液，取沉渣作涂片镜检。大便要求新鲜，经水洗后，视野清晰，易于观察虫卵。

（2）毛蚴孵化法是根据血吸虫卵在排出时卵内含有成熟毛蚴，在适宜温度和光照的条件下，在清水中短时间内可孵出毛蚴的特性而设计的方法。特点是将沉淀法和孵化法结合进行，可提高检出率。适用于早期血吸虫病患者的粪便检查。取粪便约 30 g，先经水洗沉淀法浓集处理，再将粪便沉渣倒入 500 mL 三角烧瓶内，加冷开水至离瓶口 1 cm 处，置于 20～30 ℃光照的条件下，经 4～6 h 观察结果。观察时应将三角烧瓶向着光源，并衬以黑色背景，如见水面下有白色点状物做直线来往游动，即是毛蚴，也可用吸管将毛蚴吸出镜检。如无毛蚴，在 24 h 内每隔 4～6 h 观察一次。气温高时，毛蚴可在短时间内孵出，因此，要用 1.2%食盐水或冰水冲洗粪便，最后一次才改用室温清水。

【作业】

（1）绘制日本血吸虫卵形态图，并注明结构（显微镜低倍镜下观察）。

（2）绘制日本血吸虫尾蚴形态图，并注明结构（显微镜低倍镜下观察）。

【思考题】

（1）日本血吸虫在形态上与其他吸虫有什么不同？

（2）为什么说日本血吸虫病的主要致病阶段是虫卵？

（3）日本血吸虫病的诊断方法有哪些？

实验八十三 日本血吸虫病动物模型制作

【要求】

通过本次实验，加深对理论知识的理解，掌握疾病动物模型的设计和制作方法，了解其在医学科学中的重要性，培养学生创新思维和从事科学研究的能力。

【内容】

1. 实验类型　设计性实验

2. 实验类别　专业基础实验

3. 实验原理　将阳性钉螺体内的日本血吸虫尾蚴逸出，人工定量感染 RCI 小白鼠，饲养 5 周后，解剖 RCI 小白鼠，观察肠系膜静脉中活的日本血吸虫成虫、肝脏和结肠的病变。本项实验可以与免疫学和病理学学科综合起来开设，进行日本血吸虫抗体和循环抗原的检测，以及病变肝脏和结肠的病理切片，观察肝脏和结肠的肉芽肿和纤维化病变，增强对理论知识的理解和认识。

4. 技术操作

（1）在一定条件下，将阳性钉螺体内的日本血吸虫尾蚴逸出。

（2）将 RCI 小白鼠固定在小白鼠固定架上，剪去腹部 $1cm^2$ 的鼠毛，用生理盐水湿纱布将小白鼠剪毛处弄湿。

（3）用昆虫解剖针挑取逸出的活尾蚴，置于一小盖玻片上，在显微镜下计数尾蚴，每只小白鼠感染 25 条尾蚴。

（4）将计数后含有 25 条尾蚴的小盖玻片贴于小白鼠腹部剪毛处，20 min 后取下小盖玻片，小白鼠松绑放于鼠笼中饲养 5 周。

（5）学生去动物室领取感染日本血吸虫病的小白鼠，每 5 人 1 只，回实验室。

（6）用右手轻轻捏紧小白鼠颈部，左手轻拉小白鼠尾巴，使小白鼠高位截瘫，用眼科弯头镊子摘除小白鼠 1 个眼球，取小白鼠血液放于小塑料瓶中（保存备用）。

（7）一手夹住小鼠颈部，另一手用力拉小白鼠尾巴，两手猛的用力牵拉，处死小白鼠，沿腹中线剪开腹壁，充分暴露腹腔。

（8）观察血吸虫成虫寄生部位（小白鼠体内的日本血吸虫主要寄生在肠系膜上静脉）。

（9）观察肝脏和肠黏膜组织的病变。

（10）分别取有虫卵肉芽肿的肝脏和结肠组织一小块，用两个玻片压片后，显微镜低倍镜下观察虫卵肉芽肿和肉芽肿内虫卵形态。同时，将有虫卵肉芽肿的肝脏和结肠组织固定，供病理切片用。

【作业】

结合本实验内容，如何制作肝吸虫病动物模型？请写出设计思路和制作方法。

【思考题】

（1）日本血吸虫成虫及虫卵的形态特征有哪些？

（2）日本血吸虫的感染阶段有哪些？制作日本血吸虫病动物模型时如何提高动物感染率？

第十三章 绦 虫 实 验

实验八十四　链状带绦虫（猪带绦虫）

【要求】

(1) 掌握猪带绦虫成虫形态和各种节片的形态特征。

(2) 掌握猪带绦虫卵的形态特征。

(3) 熟悉猪囊尾蚴形态特征。

(4) 了解猪带绦虫的生活史及其致病作用。

【内容】

1. 示教

(1) 猪带绦虫成虫保藏标本。虫体乳白色，扁平长带状，长 2~4 m。头节圆球形，颈节细长，后面紧接的是链体，由 700~1 000 节片组成。链体前段为未成熟节片，宽大于长；中部为成熟节片，呈正方形；后段为妊娠节片，长大于宽。3 种节片是逐渐发育形成，没有绝对分界线。

(2) 猪带绦虫头节玻片染色标本。头节近似球形，直径 0.6~1 mm，有 4 个吸盘，顶端有一顶突，其上有 25~50 个小钩，排列成内外两圈。

(3) 猪带绦虫成熟节片玻片染色标本。节片内主要是雌雄两套生殖器官。雌性生殖器官的卵巢分三叶，中间一叶较小。卵巢的后方是滤泡状的卵黄腺。卵黄腺与卵巢之间向上伸出一盲管状子宫，从卵巢发出 1 根细管状阴道，通向侧缘的生殖腔内。雄性生殖器官有许多滤泡状的睾丸，其输出管汇集成输精管，与阴道平行，开口于生殖腔内。

(4) 猪囊尾蚴保藏标本。外观为乳白色半透明的囊状物，黄豆大小，囊内充满透明的囊液，头节向内翻卷收缩呈白色小点状，即为未翻出的头节，其形态结构与成虫头节相同。

(5) 猪囊尾蚴寄生于猪肉内的保藏标本。

2. 标本观察

(1) 猪带绦虫卵标本观察。用吸管吸取猪带绦虫卵保存液，滴 1 滴于载玻片上做涂片，先用显微镜低倍镜观察，后转显微镜高倍镜下观察，虫卵呈圆球形，直径 31~43 μm。卵壳很薄，易破裂，在虫卵自孕节散出后，卵壳多已脱落，故镜检时通常看到的是不完整的虫卵。胚膜较厚，棕黄色，具有放射状的条纹。胚膜内含球形的六钩蚴，有 3 对小钩，6 个小钩常不易同时见到，与保存过久脱落有关。

(2) 猪囊尾蚴玻片染色标本。头节上有 4 个吸盘，顶突和小钩伸出囊外，后部即是囊壁。

(3) 猪带绦虫妊娠节片玻片染色标本为长方形，仅有充满虫卵的子宫，其余生殖器官均退化。子宫向两侧分支不整齐，呈不规则的树枝状，每侧约 7~13 个分支。

3. 技术操作 猪带绦虫妊娠节片压片法：用镊子将节片用清水洗净，置于两载玻片之间，轻轻压平，对着光线观察子宫分支情况鉴定虫种；或用注射器从孕节生殖孔缓慢注入碳素墨水或卡红染色液，后用手指轻压使染液分布于侧支中，待子宫分支充盈后拔出针尖，洗去节片表面黏附的染液，子宫分支显现黑色或红色，便于观察计数子宫分支数，鉴别虫种。操作过程中应戴好手套，防止感染，使用过的手套和器皿需放入来苏尔水中浸泡30 min 或煮沸消毒，以防虫卵污染。

【作业】

（1）绘制猪带绦虫卵形态图，并注明结构（显微镜低倍镜下观察）。

（2）绘制猪囊尾蚴形态图，并注明结构（显微镜低倍镜下观察）。

【思考题】

（1）猪带绦虫形态特征有哪些？

（2）猪带绦虫致病作用怎样？

实验八十五 肥胖带绦虫（牛带绦虫）

【要求】

（1）掌握牛带绦虫的头节、成熟节片及妊娠节片形态结构。

（2）熟悉牛带绦虫成虫和囊尾蚴形态特征。

（3）掌握牛带绦虫与猪带绦虫的鉴别要点。

【内容】

1. 示教

（1）牛带绦虫成虫保藏标本。形态与猪带绦虫相似，但虫体较长 4～8 m，有 1 000～2 000 节片，节片肥厚，不透明。

（2）牛带绦虫头节玻片染色标本。头节方形，直径 1.5～2.0 mm，有 4 个吸盘，无顶突和小钩。

（3）牛带绦虫成熟节片玻片染色标本。卵巢仅有左右两大叶。

（4）牛囊尾蚴保藏标本。较猪囊尾蚴稍大。

（5）牛囊尾蚴寄生于牛肉内的保藏标本。

2. 标本观察

（1）牛囊尾蚴玻片染色标本。头节方形，直径 1.5～2.0 mm，无顶突和小钩。

（2）牛带绦虫妊娠节片玻片染色标本。子宫侧支较整齐对称，每侧有 15～30 个分支。

【作业】

（1）绘制牛带绦虫囊尾蚴形态图，并注明结构（显微镜低倍镜下观察）。

（2）绘制牛带绦虫妊娠节片形态图，并注明结构（显微镜低倍镜下观察）。

【思考题】

简述牛带绦虫与猪带绦虫的鉴别要点？

实验八十六　细粒棘球绦虫（包生绦虫）

【要求】

（1）熟悉棘球蚴及原头蚴的结构。

（2）了解细粒棘球绦虫的一般形态。

【内容】

1. 示教

（1）细粒棘球绦虫成虫玻片染色标本经明矾卡红染色制成。在显微镜低倍镜下观察，虫体由头节、颈节、未成熟节、成熟节和妊娠节组成。头节为梨形，有 4 个吸盘，顶突可以伸缩，上有两圈小钩，大小相间呈放射状排列。最后为妊娠节片，几乎被充满虫卵的子宫占据，子宫具不规则的分支和侧囊。

（2）棘球蚴寄生于人体肝脏的病理标本。

2. 标本观察

（1）棘球蚴切片玻片染色标本。在显微镜低倍镜下观察棘球蚴囊壁，由两层组成。外层为角皮层，淡紫色，无细胞核；内层是胚层，有细胞核，为单层细胞组成。胚层上有育囊，囊内可见到内凹的原头蚴。育囊的胚层可分泌角皮层而成为子囊。

（2）细粒棘球绦虫原头蚴。在显微镜低倍镜下观察为圆形，染成深红色，结构与成虫头节相似，但较小向内卷缩，大小约为 170 μm×122 μm，顶突和吸盘凹入体内，可见小钩。

【作业】

绘制细粒棘球绦虫原头蚴形态图，并注明结构（显微镜低倍镜下观察）。

【思考题】

为什么棘球蚴病多分布在我国西北畜牧区？

参 考 文 献

卢芳国，范虹，2013. 免疫学基础与病原生物学实验教程. 北京：科学出版社.

罗晶，关洪全，2012. 免疫学基础与病原生物学实验. 北京：人民卫生出版社.

田维毅，卢芳国，2020. 免疫学基础与病原生物学实验. 北京：中国中医药出版社.

王琦，张艳丽，2013. 医学微生物学实验指导. 北京：科学出版社.

伍参荣，卢芳国，2014. 免疫学基础与病原生物学实验教程. 北京：中国中医药出版社.